再生医療と
リハビリテーション

Regenerative Medicine and Rehabilitation

再生医療とリハビリテーション研究会　編

序　文

　再生医療研究の発展により，これまで治療が困難と考えられてきた疾患の治療が可能となってきた．リハビリテーションと関わりの深い脳血管障害，脊髄損傷，パーキンソン病などの中枢神経疾患，関節軟骨損傷や半月板損傷などの運動器疾患，心不全や心筋梗塞などの虚血性心疾患，さらに網膜変性疾患は再生医療の対象疾患と目され，その治療に期待が寄せられている．当初，再生医療は，後遺症や障害を残さない根治療法を目指した新規治療法と考えられていたが，臨床試験が進むにつれ，細胞治療後のリハビリテーションの重要性が示されるようになってきた．

　再生医療の実用化によって機能障害自体の改善が可能となるため，機能障害ではなく代償での能力障害の改善を重視する既存のリハビリテーションの障害の定義付け・ゴール設定が再考されることになり，臨床現場を大きく変えるインパクトがある．しかしながら，臨床現場での再生医療とリハビリテーションとの関係性の理解度は低く，再生医療が実用化した場合にどのようなリハビリテーションが求められ，その役割と課題とは何かも明確ではないのが現状である．他方，再生医療を行う側も細胞治療後のリハビリテーションへの認識や既存のリハビリテーションとの差異，障害の克服によって生まれる新しい福祉の世界観を感じ取れていない現状もある．

　再生医療の臨床現場は，①幹細胞を体外で無菌的に増殖培養し，②分化させない，またはiPS細胞やES細胞ではある程度の分化方向性を定め，③幹細胞移植，④リハビリテーションの実施という一連の流れで行われる．

　再生医療が実用化した時にリハビリテーションに要求されるのは，
1) 障害に対するリハビリテーションの定義およびゴール設定の変更
2) 再生医療で用いられる幹細胞とは何であり，幹細胞移植後，どのように組織が再生するのかそのプロセスを知る
3) 幹細胞移植前後に求められるリハビリテーションの評価と治療手技の開発
4) リハビリテーションの日々の臨床感覚で使いこなすリハビリテーション用ロボットの利用
5) リハビリテーション治療介入後のエビデンスベースな評価（動作解析や脳マッピングの活用）

　単なる機能回復ではなく，障害のある人がより良い人生を送ることができるよう行われるすべての活動をリハビリテーションの概念とするならば，全人的な視野に立ったリハビリテーションと再生医療の統合は，完全包括的な医療体制の構築につながるかもしれない．

　われわれは，再生医療，リハビリテーション医学，ロボット工学，脳科学に関する科学

の進展と知識の普及を図ることを目的とし「再生医療とリハビリテーション研究会 (http://saiseireha.com) を2013年に起ち上げ，多くの国内外の関連領域と連携しながら，研究者と臨床家の橋渡しのシステム化を進めてきた．その5年間の研究会の経験からいえることは，再生医療で求められるリハビリテーションとは何か？　その答えを探す旅は始まったばかりである．本書がその答えを探すナビゲーションになれば幸いである．

2018年3月

編者を代表して
弓削　類

執筆者一覧

編　集

川平和美　促通反復療法研究所：川平先端リハラボ 所長（鹿児島大学 名誉教授）
Kazumi Kawahira

弓削　類　広島大学大学院 医歯薬保健学研究科 教授（広島大学 宇宙再生医療センター センター長）
Louis Yuge

紀ノ岡正博　大阪大学大学院 工学研究科 生命先端工学専攻 教授
Masahiro Kino-oka

執　筆（掲載順）

弓削　類　（前掲）
Louis Yuge

福角勇人　国立病院機構大阪医療センター 臨床研究センター 幹細胞医療研究室
Fukusumi Hayato

金村米博　国立病院機構大阪医療センター 臨床研究センター 先進医療研究開発部 部長（国立病院機構大阪
Yonehiro Kanemura　医療センター 脳神経外科／慶應義塾大学医学部生理学教室）

中川誠人　京都大学 iPS 細胞研究所 CiRA 未来生命科学開拓部門 講師
Masato Nakagawa

光原崇文　広島大学大学院 医歯薬保健学研究科 脳神経外科学 助教
Takafumi Mitsuhara

栗栖　薫　広島大学大学院 医歯薬保健学研究科 脳神経外科学 教授
Kaoru Kurisu

紀ノ岡正博　（前掲）
Masahiro Kino-oka

本望　修　札幌医科大学医学部附属フロンティア医学研究所 神経再生医療学部門 教授
Osamu Honmou

髙橋信也　広島大学病院 心臓血管外科 診療准教授／外来医長
Shinya Takahashi

末田泰二郎　広島大学大学院 医歯薬保健学研究科 外科 教授
Taijiro Sueda

土井大輔　京都大学 iPS 細胞研究所 CiRA 臨床応用研究部門
Daisuke Doi

髙橋　淳　京都大学 iPS 細胞研究所 CiRA 臨床応用研究部門 教授
Jun Takahashi

松山オジョス武　理化学研究所 多細胞システム形成研究センター
Takesi Matsuyama Hoyos

万代道子　理化学研究所 多細胞システム形成研究センター 網膜再生医療研究開発プロジェクト
Michiko Mandai　副プロジェクトリーダー

髙橋政代　理化学研究所 多細胞システム形成研究センター 網膜再生医療研究開発プロジェクト
Masayo Takahashi　プロジェクトリーダー

阪上守人　大阪大学医学系研究科器官制御外科学（整形外科）研究員
Morito Sakaue

中村憲正　大阪保健医療大学 保健医療学部 教授
Norimasa Nakamura

澤　芳樹　大阪大学大学院 医学系研究科 外科学講座 心臓血管外科学 教授
Yoshiki Sawa

中田　研 Ken Nakata	大阪大学大学院 医学系研究科 健康スポーツ科学講座 スポーツ医学 教授
下村和範 Kazunori Shimomura	大阪大学大学院 医学系研究科 健康スポーツ科学講座 スポーツ医学 特任助教
武　靖浩 Yasuhiro Take	大阪大学大学院 医学系研究科 健康スポーツ科学講座 スポーツ医学 助教
川平和美 Kazumi Kawahira	（前掲）
山海嘉之 Yoshiyuki Sankai	筑波大学サイバニクス研究センター 研究統括（筑波大学大学院システム情報工学研究科 教授 / CYBERDYNE CEO/ 内閣府 ImPACT 革新的研究開発推進プログラム プログラムマネジャー）
櫻井　尊 Takeru Sakurai	CYBERDYNE 研究員（内閣府 ImPACT 山海プログラム 研究開発推進コアメンバー）
田中英一郎 Eiichiro Tanaka	早稲田大学 理工学術院 大学院情報生産システム研究科 教授
下堂薗　恵 Megumi Shimodozono	鹿児島大学大学院 医歯学総合研究科 リハビリテーション医学 教授
木村佳記 Yoshinori Kimura	大阪大学 医学部附属病院 リハビリテーション部
前　達雄 Tatsuo Mae	大阪大学大学院 医学系研究科 器官制御外科学 講師
勝俣良紀 Yoshinori Katsumata	慶應義塾大学医学部 循環器内科 特任助教
遠山周吾 Shugo Tohyama	慶應義塾大学医学部 循環器内科 特任助教
福田恵一 Keiichi Fukuda	慶應義塾大学 循環器内科 教授
中川　慧 Kei Nakagawa	広島大学大学院 医歯薬保健学研究科 助教
猪村剛史 Takeshi Imura	広島大学大学院 医歯薬保健学研究科 助教

（所属は執筆時のもの）

CONTENTS

第1章　再生医療の基礎知識 …… 1

A　幹細胞とは（弓削　類）…… 2
1　幹細胞 …… 2　　2　幹細胞の種類 …… 4　　3　神経幹細胞 …… 6

B　ES細胞（福角勇人，金村米博）…… 7
1　ES細胞とは …… 7
2　ES細胞の分類：ナイーブ型とプライム型 …… 7
3　ES細胞の培養法 …… 10　　4　ES細胞の特徴：未分化性 …… 11
5　ES細胞の特徴：分化多能性 …… 11
6　さまざまなヒトES細胞の樹立法 …… 14　　7　ES細胞と再生医療 …… 16

C　iPS細胞（中川誠人）…… 19
1　iPS細胞とは：基礎と応用に活躍 …… 19
2　iPS細胞の樹立：体細胞初期化（リプログラミング）…… 20
3　iPS細胞の培養：基礎研究から応用まで見据えて …… 22
4　iPS細胞の医療応用 …… 23
5　iPS細胞の未来：最大のメリットを生かして …… 24　　6　おわりに …… 24

D　MSC（光原崇文，栗栖　薫）…… 26
1　MSCとは …… 26　　2　MSCの由来による特性と相違 …… 27
3　MSCの臨床応用へ向けて …… 28

E　再生医療における細胞製造と培養技術の重要性（紀ノ岡正博）…… 31
1　再生医療における細胞製造の重要性 …… 31
2　細胞製造の考え方 …… 32　　3　培養の特徴と継代培養 …… 34
4　おわりに …… 38

第2章　再生医療の臨床応用 …… 41

A．神経系

1　脳梗塞の再生医療（本望　修）…… 42
1　脳梗塞の社会に与える影響 …… 42
2　先駆け審査指定制度の対象品目として指定 …… 42
3　医師主導治験 …… 43　　4　先行した臨床研究 …… 44
5　脊髄損傷への適応拡大 …… 49

2 脊髄損傷の再生医療（髙橋信也，光原崇文，末田泰二郎）・・・・・・51
 1 病態・・・・51 2 再生医療の効果・臨床応用・・・・52
 3 今後の展望・・・・58

3 パーキンソン病の再生医療（土井大輔，髙橋 淳）・・・・・・60
 1 病態・・・・60 2 再生医療の効果・臨床応用・・・・61
 3 今後の展望・・・・66

B 網膜：iPS細胞を使った再生医療（松山オジョス武，万代道子，髙橋政代）・・・・・・68
 1 網膜の構造・・・・68 2 視細胞と網膜色素上皮・・・・68
 3 網膜疾患・・・・70 4 iPS細胞および立体網膜組織の自己組織化・・・・71
 5 網膜細胞移植・・・・72 6 臨床：網膜色素上皮移植・・・・74
 7 自家移植 vs 他家移植・・・・74

C 軟骨（関節）の再生医療（阪上守人，中村憲正）・・・・・・77
 1 はじめに・・・・77 2 従来の軟骨損傷治療・・・・78
 3 軟骨損傷の細胞治療・・・・78 4 おわりに・・・・83

D 重症心不全に対する心筋再生治療法の開発（澤 芳樹）・・・・・・86
 1 はじめに・・・・86
 2 心不全に対する細胞治療の開拓：injection法による混合細胞移植・・・・87
 3 心不全に対する細胞治療の発展：細胞シート技術の開発・・・・88
 4 筋芽細胞シートの心不全に対する機能改善のメカニズム・・・・89
 5 細胞シート治療法の臨床研究および医師主導型治験への発展・・・・90

E 半月板，靱帯の再生医療（中田 研，下村和範，武 靖浩）・・・・・・94
 1 病態・・・・94
 2 再生医療の効果・臨床応用・・・・99
 3 今後の展望・・・・100

第3章 再生医療とリハビリテーション・・・・・・103

over view 再生医療に求められるリハビリテーション（川平和美）・・・・・・104
 1 はじめに・・・・104

A. ロボット

1 サイバニクス治療：医療用HALによる機能再生治療（山海嘉之，櫻井 尊）…108
1. はじめに……108
2. サイバニクス治療……109
3. HALの適用事例……112
4. 再生医療と医療用HALとの新しい融合複合治療に向けて……116
5. おわりに……118

2 RE-Gait（田中央一郎，弓削 類，中川 慧）……120
1. はじめに……120
2. RE-Gaitとは……121
3. RE-Gaitの適用事例……124
4. おわりに……127

B. 運動療法

1 神経系のリハビリテーション（下堂薗 恵，川平和美）……128
1. はじめに……128
2. 治療ガイドラインから再生医療に求められるリハビリテーションへの飛躍：「課題指向」から「賢い機能指向」+「賢い課題指向」の併用リハ治療へ……128
3. 片麻痺上肢……131
4. 片麻痺下肢，運動障害，ADL障害……136
5. 歩行障害……137

2 運動器系のリハビリテーション（中田 研，木村佳記，前 達雄）……141
1. リハビリテーションの現状……141
2. 臨床応用：再生医療で求められるリハビリテーションとは……142
3. 今後の展望……148

3 心臓リハビリテーションと再生医療（勝俣良紀，遠山周吾，福田恵一）……150
1. 心臓リハビリテーションの現状……150
2. 再生医療と心臓リハビリテーション……153

C 評価法（中川 慧，猪村剛史）……160
1. はじめに……160
2. 中枢神経系疾患に対する評価……160
3. 運動器疾患に対する評価……167
4. 心疾患に対する評価……168
5. まとめ……168

略語集……x
用語解説……170
索引……175

略語集

ACI	autologous chondrocyte implantation	自家軟骨移植術
ACL	anterior cruciate ligament	膝前十字靭帯
ADL	activities of daily living	日常生活動作
ASIA	American spinal injury association	アメリカ脊髄障害協会
BBBscale	Basso-Beattie-Bresnahan scale	
BDNF	brain derived neurotrophic factor	脳由来神経栄養因子
BES	bio-electrical signal	生体電位信号
bFGF	basic fibroblast growth factor	線維芽細胞増殖因子
BMI	Brain Machine Interface	ブレイン・マシン・インターフェース
BMP	bone morphogenetic protein	骨形成因子（骨形成タンパク）
CIMT	constraint-induced movement therapy	拘束運動療法
CPC	cell processing center	細胞培養加工施設
CPM	continous passive motion	連続的他動運動
CRISPR	Clustered Regularly Interspaced Short Palindromic Repeat	
DAPI	4',6-diamidino-2-phenylindole	
DAViS	direct application of vibratory stimulation	振動刺激痙縮抑制法
DBS	deep brain stimulation	脳深部刺激療法
DTI	diffusion tensor imaging	拡散テンソル画像
DTT	diffusion tensor tractography	拡散テンソルトラクトグラフィ
ECM	extracellular matrix	細胞外マトリックス
EGF	epidermal growth factor	上皮成長因子
EpiS	epiblast stem cells	エピブラスト幹細胞
EPSP	excitatory postsynaptic potential	興奮性後シナプス電位
ERS/ERD	event related desynchronization/synchronization	事象関連脱同期／同期
ES	embryonic stem cell	胚性幹細胞
FA	fractional anisotropy	拡散異方性
FGF	fibroblast growth factor	線維芽細胞増殖因子
FIM	functional independence measure	機能的自立度評価法
FiT	facility for iPS-cell therapy	京都大学 iPS 細胞研究所附属細胞調製施設
FMA	Fugl-Meyer assessment	フューゲル・メイヤー評価法
fMRI	functional MRI	機能的 MRI
FOP	fibrodysplasia ossificans progressiva	進行性骨化性線維異形成症
GCP	good clinical practice	医薬品の臨床試験に関する基準
GLP	good laboratory practice	優良試験所基準
GMP	good manufacturing practice	医薬品及び医薬部外品の製造管理及び品質管理の基準
HANDS	hybrid assistive neuromuscular dynamic stimulation	HANDS 療法
HF	high frequency	高周波成分

HF action	heart failure: a controlled trial investigating outcomes of exercise training	
HGF	hepatocyte growth factor	肝細胞増殖因子
HLA	human leukocyte antigen	ヒト白血球抗原
HRVT	HRV threshold	自律神経変換点
HSC	hematopoietic stem cell	造血幹細胞
iBF	interactive biofeedback	インタラクティブ・バイオフィードバック
IGF	insulin-like growth factor	インスリン様成長因子
IoT	Internet of Things	モノのインターネット
iPS	induced pluripotent stem cell	人工多能性幹細胞
LF	low frequency	低周波成分
LIF	leukemia inhibitory factor	白血病阻止因子
MCB	master cell bank	マスターセルバンク
MCID	minimal clinically important difference	
MEC	mesenchymal stem cell	間葉系幹細胞
MEF	mouse embryonic fibroblast	
MEF	motor evoked field	運動誘発磁界
MEG	magnetoencephalography	脳磁図
MF	motor field	運動磁界
MHC	major histocompatibility complex	主要組織適合遺伝子複合体
MRI	magnetic resonance imaging	磁気共鳴画像法
mRS	modified Rankin Scale	
MSC	mesenchymal stem cell	間葉系幹細胞
NF-κB	nuclear factor-kappa B	核内因子κB
NGF	nerve growth factor	神経成長因子
NIHSS	national institutes of health stroke scale	
NIRS	near-infrared spectroscopy	近赤外分光法
NSC	neural stem cell	神経幹細胞
NT-ESC	nuclear transfer embryonic stem cell	体細胞核移植ES細胞
PBS	phosphate buffered saline	リン酸緩衝生理食塩水
PCL	polycaprolactone	ポリカプロラクトン
PEDF	pigment epithelium derived factor	色素上皮由来因子
PG-ESC	parthenogenetic embryonic stem cell	単為発生ES細胞
PGA	polyglycolic acid	ポリグリコール酸
PMDA	pharmaceuticals and medical devices agency	医薬品医療機器総合機構
PRP	Platelet rich plasma	多血小板血漿
QOL	quality of life	生活の質
RF	readiness field	運動準備磁界
RPE	retinal pigment epithelium	網膜色素上皮
Shh	sonic hedgehog	ソニック・ヘッジホッグ

略語集

SQUID	superconducting quantum interference device	超伝導量子干渉素子
SSEA	stage specific embryonic antigen	
tDCS	transcranial direct current stimulation	経頭蓋直流電気刺激法
TEC	tissue-engineered construct	
TGF	transforming growth factor	トランスフォーミング増殖因子
TMS	transcranial magnetic stimulation	経頭蓋磁気刺激法
VEGF	vascular endothelial growth factor	血管内皮細胞増殖因子
WISCI Ⅱ	walking index for spinal cord injury Ⅱ	
6-OHDA	6-hydroxydopamine	6-ヒドロキシドーパミン

第1章
再生医療の基礎知識

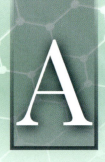

A 幹細胞とは

弓削 類

1 幹細胞

　幹細胞（stem cell）は，個体発生における細胞系譜の幹（stem）が名の由来の細胞である．この細胞は，分裂して自分と同じ細胞をつくる（増殖する）自己複製能（self-renewal）だけでなく，種々な細胞に分化する能力（多分化能）を併せ持つ特殊な細胞である．このような能力から組織の再生などを担うもとになる細胞と考えられている．種々の幹細胞における分化能力を図1に示す．受精卵は，胎盤などの胚体外組織を含む，一個体を形成するすべての細胞種へと分化可能な能力を指す．受精卵（および数回の卵分割後まで）だけがもつ細胞系列の頂点に立つ分化能力である．これを分化全能性（totipotency）という．次に，胚性幹細胞（embryonic stem cell, ES細胞）と人工多能性幹細胞（induced pluripotent stem cell, iPS細胞）は，胎盤などの胚体外組織を除く，一個体を形成するすべての細胞種へと分化可能な能力を指す．または，個体形成ではなく，三胚葉（内胚葉，中胚葉，外胚葉）に属する細胞系列すべてへ分化し得る能力を指すもので，分化万能性（pluripotency）という．次に成体幹細胞（tissue stem cell, 組織幹細胞）は，間葉系幹細胞，造血幹細胞，神経幹細胞などがある．これは分化可能な細胞系列が限定されているが，多様な細胞種へ分化可能である．一般的に，胚葉を超えた分化は行わないと考えられており，これを分化多能性（multipotency）と称する．さらに，前駆細胞（造血前駆細胞，神経前駆細胞など）は，分化可能な細胞種が一種類に限定されている分化能力を指し，幹細胞として分裂増殖するか，分化して別の（幹細胞以外の）細胞種に変化することができる幹細胞を示し，これを分化単能性（unipotency）という．これから最後に成熟細胞（分化細胞）へとなるのが，幹細胞の分化能力の分類であり，この概念は幹細胞を理解するうえで大変重要である．

　再生医療では，幹細胞の特徴を保ったまま，その数を増やすことができれば，それをもとにどの細胞（組織）になるか分化誘導を行うことで，さまざまな細胞や組織を幹細胞で再生できると考えられている（図2）．

A. 幹細胞とは

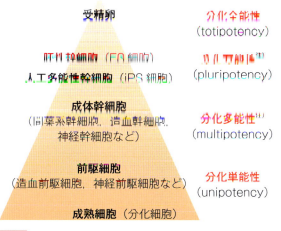

図1　種々の幹細胞における分化能力
受精卵から成熟細胞までの分化能に関して詳細に分類する．

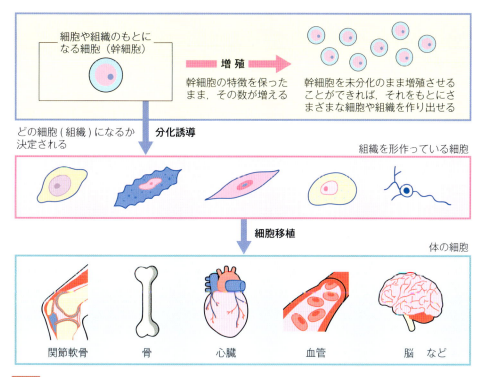

図2　幹細胞を使った再生医療の流れ
幹細胞は1個だけでは治療に使えないので幹細胞の特徴をもったまま数を増やす（増殖）行程を経て，それらの幹細胞に軟骨，骨，心筋などに分化誘導をかけて目的とした細胞，組織を作り出すのが再生医療の流れである

注）pluripotency と multipotency は分化多能性と称されることがある

2 幹細胞の種類

多種な幹細胞の種類を**表1**に示し，その利点と問題点を示す．

1 多能性幹細胞

1）胚性幹細胞（ES細胞）

ES細胞は，受精卵後，胚盤胞の段階に発生した胚（内部細胞塊）より分離されて株化された幹細胞である．そのため，ほぼすべての組織（細胞）への分化能を有する万能細胞と考えられている．

2）人工多能性幹細胞（iPS細胞）

マウスiPS細胞は，2006年に山中らによりウイルスベクターを用いて4つの因子（Oct3/4, Klf4, Sox2, c-Myc）の遺伝子をマウス線維芽細胞に導入することで，人工的にES細胞様の多能性幹細胞が樹立された．翌年には，ヒトiPS細胞の作製にも成功し，成熟細胞のリプログラム（細胞の若返り）の可能性とともに，再生医療や創薬への応用などに期待される幹細胞の１つである（**図3**）．

表1 幹細胞の種類と特徴

種類	利点・問題点
胚性幹細胞 (embryonic stem cells, ES細胞) 人工多能性幹細胞 (induced pluripotent stem cells, iPS細胞)	▶利点：分裂，分化，増殖能が高い ▶問題点：生命倫理上の課題 　1．免疫拒絶〔ヒト白血球抗原（human leukocyte antigen：HLA）不一致〕 　2．腫瘍化する可能性がある 　3．目標とした細胞以外に分化する恐れがある 　4．遺伝的欠損をもっている可能性がある
成体幹細胞 (tissue stem cells，または組織幹細胞) ・造血幹細胞 　(hematopoietic stem cells) ・間葉系幹細胞 　(mesenchymal stem cells) ・神経幹細胞 　(neural stem cell)	▶利点：倫理上の問題が少ない 　1．臓器に自然に備わっている生体の組織修復システムをそのまま模倣できる 　2．腫瘍化の危険性が少ない 　3．正常細胞と同等の機能をもつことが期待できる 　4．対象者自身の細胞の利用が可能 　5．倫理的な問題が少ない ▶問題点：細胞数の不足 　1．増殖能力に限界 　2．分化させることのできる細胞の種類が限られている 　3．数が少ない

A. 幹細胞とは

図3 ヒトiPS細胞
ヒトiPS細胞は，分裂しない処理をしたマウス線維芽細胞の上にiPS細胞をのせ培養する培養（フィーダー培養）で行われている．iPS細胞は細胞同士が集合してコロニーを形成する．近年，フィーダー細胞を用いない（フィーダーフリー）培養が徐々に普及してきた

2 成体幹細胞

　成体幹細胞は，大きく造血幹細胞（hematopoietic stem cell：HSC），間葉系幹細胞（mesenchymal stem cell：MSC）に分類される．もともと生体の組織に存在して，ある程度の多分化能をもつ幹細胞である．これらの幹細胞は，発生過程や損傷組織の再生する時に新しい細胞を生体に供給する役割をもつと考えられている．ES細胞に比べると，成体幹細胞のもつ多分化能は限定されると考えられているが，自家の幹細胞を治療に用いることができる利点から脳梗塞の細胞治療などの臨床応用が進められている．最近，MSCでは他家移植の研究も進められている．

1）造血幹細胞（HSC）

　HSCは，主に骨髄に存在する．血液の成分である赤血球や白血球（顆粒球・単球・リンパ球），血小板のもとになっている細胞である．これらの血球は，骨の中心部にある海綿状の骨髄という組織でつくられている．臍帯血中にも存在することが知られており，白血病や重症再生不良性貧血の治療手段として行われる骨髄移植や臍帯血移植は，このHSCが体内で生着して造血機能が再生することを期待するものである．

2）間葉系幹細胞（MSC，図4）

　MSCは，骨芽細胞，脂肪細胞，筋細胞，軟骨細胞など中胚葉性組織（間葉）に由来する成体幹細胞である．最近では，胚葉の差を超えて神経細胞（外胚葉由来），肝臓（内胚

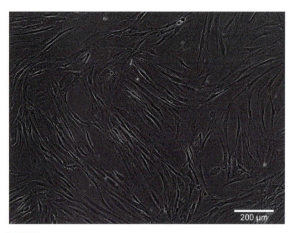

図4 ヒト間葉系幹細胞
ヒト間葉系幹細胞は，紡錘形の長細い細胞で，心筋，神経，骨の再生医療への応用が期待されている

葉由来）に分化することも知られており，心筋，神経，骨の再構築などの応用が期待されている．生体のなかでは骨盤，脂肪組織，滑膜，頭蓋，歯髄，臍帯などから樹立が可能である．採取する組織ごとに骨髄由来幹細胞（bone marrow-derived stem cell），脂肪組織由来幹細胞（adipose-derived stem cell）とも呼ばれている．機能的には，頭蓋由来や歯髄由来のMSCは神経に分化しやすいことや脂肪組織由来は免疫抑制作用が強いなど，採取した組織ごとに特徴があることもわかってきた．

3 神経幹細胞

ニューロンおよびグリア細胞へ分化する細胞を供給する能力をもつ幹細胞である．娘細胞の一方が神経前駆細胞となり，さまざまな分化制御を受けて神経細胞やアストロサイト（星状膠細胞），オリゴデンドロサイト（希突起膠細胞）と分化する．末梢神経系に存在するグリア細胞であるシュワン細胞（鞘細胞）にも分化する．

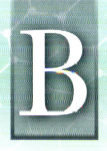

B ES細胞

福角勇人, 金村米博

1 ES細胞とは

　ヒトを含む有性生殖を行う動物の発生は, 1つの受精卵から始まる. 受精卵は1つの個体を形成する能力（totipotency, 分化全能性）をもつ特別な細胞であり, 卵割と呼ばれる特殊な細胞分裂を繰り返すことで, 2細胞, 4細胞, 8細胞と倍々に細胞数を増加させる. 8〜16細胞からなる胚は, 桑の実のような外観のため桑実胚と呼ばれ, 受精後5〜6日目の胚は特徴的な形態に変化し, 胚盤胞と呼ばれる. 8細胞期までの割球と呼ばれる個々の細胞はほぼ同じ性質をもつが, 胚盤胞期になってはじめて異なる性質をもつ栄養膜細胞と内部細胞塊に分化する（図1）. 胚盤胞が子宮に着床後, 栄養膜細胞は胎盤へと分化し, 内部細胞塊は胎児へと成長する. すなわち, 内部細胞塊はヒトを構成する200種類以上の細胞に分化する能力（pluripotency, 分化多能性）をもつ. しかし, 正常な胚の発生は時間的に決して停止することがないため, この内部細胞塊のもつ分化多能性は胚盤胞期にしか存在し得ない. そこで, 着床前の胚盤胞の内部細胞塊を取り出し, 生体外でその分化多能性を保持することが試みられた. その結果, 得られた細胞が胚性幹細胞（ES細胞）である.

　ES細胞は, 適切な培養環境下において, 理論的には個体を構成するすべての細胞種への分化能を保持したまま無限に増殖することが可能である. ヒトES細胞を用いて, ヒトの発生, 分化および再生機能の解明を目指した研究が精力的に進められている（図1）.

2 ES細胞の分類：ナイーブ型とプライム型

　1981年にマウスES細胞[5]が, 1998年になって初めてヒトES細胞[6]が樹立された. これまでに全世界で1,000株以上のヒトES細胞の樹立が行われ, 国内では12株のヒトES細胞が樹立されている[7,8]（表1）.

第1章 再生医療の基礎知識

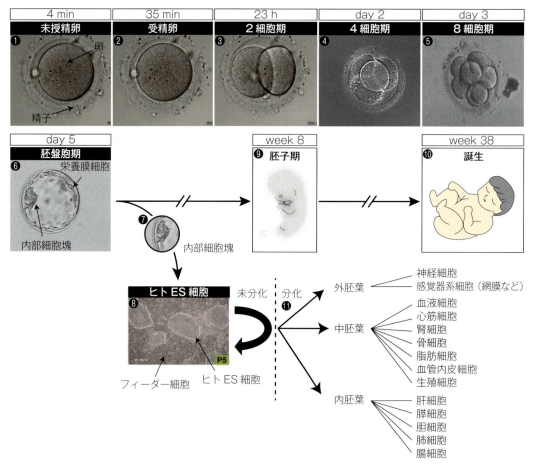

図1 **ヒトの発生過程**（①〜③：文献1)-Movie 1，④〜⑦：文献2)-Fig. 4，⑧：文献3)-Fig. 1，⑪：文献4) p13, tableを改変転載）
ヒトES細胞は，受精後5日目頃の胚盤胞の内部細胞塊から樹立され，適切な培養環境下で未分化な状態を保ち，ほぼ無限に増殖する．ヒトES細胞を用いて三胚葉系に属するさまざまな細胞種の研究が進められている

表1 **国内で樹立されたヒトES細胞**（文献4) p17, tableを加工して作成）

樹立機関	ヒトES細胞
京都大学再生医科学研究所	KhES-1，KhES-2，KhES-3，KhES-4，KhES-5
国立成育医療研究センター研究所	SEES1，SEES2，SEES3，SEES4，SEES5，SEES6，SEES7

　マウスES細胞とヒトES細胞は，どちらも細胞核／細胞質の比が高い細胞であるが，マウスES細胞はドーム型の小さなコロニーを形成し，ヒトES細胞は扁平なコロニーを形成する（**図2**）．
　これら両方のES細胞はどちらも着床前胚盤胞の内部細胞塊に由来し，分化多能性と無

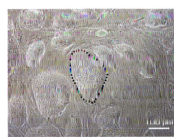 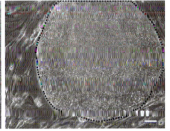

a. マウス ES 細胞　　　　b. ヒト ES 細胞

図2 **マウス ES 細胞とヒト ES 細胞**（a：文献9）-Fig. 1を改変転載，b：文献10）Fig. 1を改変転載）
点線で囲んだ細胞集団が1つのES細胞コロニーで，コロニー周囲の細長い扁平な細胞はフィーダー細胞

表2 マウス ES 細胞とヒト ES 細胞の比較

	マウス ES 細胞	ヒト ES 細胞
多能性の状態	ナイーブ型	プライム型
コロニー形態	ドーム状	扁平
多能性維持培養条件	LIF	bFGF，アクチビン
分散培養への耐性	あり	なし
三胚葉分化能	あり	あり
テラトーマ形成能	あり	あり
キメラ形成能	あり	なし
相同組換え活性	高	低
エネルギー代謝	好気系	解糖系
DNA メチル化	低	高
雌 ES 細胞の X 染色体	XaXa	XaXi

Xa：active X，Xi：inactive X，LIF：白血病阻止因子，bFGF：塩基性線維芽細胞増殖因子

限増殖能を併せ持つが，コロニー形態が異なることに加えて，種々の違いが知られている[11, 12]（**表2**）．たとえば，ヒトES細胞は，マウスES細胞と異なり，単一細胞に分散されると細胞死に至る[13]．また，ES細胞の未分化性を維持する培養条件として，マウスES細胞は白血病阻止因子（leukemia inhibitory factor：LIF）を必要とするが，ヒトES細胞は塩基性線維芽細胞増殖因子（basic fibroblast growth factor：bFGF）とアクチビンを必要とする．このような違いは，ES細胞のもとになる内部細胞塊の発生段階がマウスとヒトで異なるためと考えられている．マウスでは，着床前胚盤胞の内部細胞塊に由来するES細胞に加えて，さらに発生が進んだ着床後の胚に由来するエピブラスト幹細胞

（Epiblast stem cells, EpiS 細胞）が樹立されている[14]．このエピブラスト幹細胞が，ヒト ES 細胞とよく似た性質をもつことが報告されている．このような発生段階の違いを踏まえて，マウス ES 細胞はナイーブ型，ヒト ES 細胞はプライム型と分類されている[15]．ヒト以外の他の動物由来 ES 細胞についてもプライム型が多い．ナイーブ型であるマウスやラットの ES 細胞はキメラ形成能（受精卵に混ぜた ES 細胞が個体の一部となる）をもつが，その他の動物由来 ES 細胞ではキメラ形成能がほとんどみられない．そのため，ヒト ES 細胞についてもキメラ形成能はもたないと考えられている．後述するが，胚盤胞補完法を用いた臓器構築にはキメラ形成能が必須であり，プライム型の ES 細胞をキメラ形成能のあるナイーブ型へと変換する研究が精力的に進められている[16]．

3 ES 細胞の培養法

1 従来法

　ヒト ES 細胞の培養系として，従来は図 3a に示すようなフィーダー細胞との共培養系が用いられてきた．フィーダー細胞は，X 線照射や薬剤処理により自分自身は増殖できない状態であるが，有益な細胞外基質や成長因子を分泌し，ES 細胞の未分化性の維持と増殖をサポートする．通常はフィーダー細胞としてマウス胎児由来線維芽細胞が用いられているが，再生医療への応用には異種動物細胞との共培養系では安全性の点で懸念があり，ヒト線維芽細胞などのヒト由来フィーダー細胞を用いる技術が開発されている[18]．しかし，フィーダー細胞を用いた培養系は培養技術の標準化が難しく，均質性の確保の点で不利だと指摘されている．さらにヒト ES 細胞は単一細胞に分散されると細胞死を引き起こすため，数十細胞の細胞塊で継代することが必要であり，ヒト ES 細胞の培養技術の標

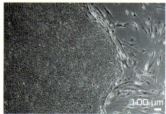
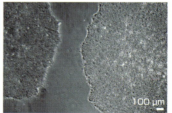

a．フィーダー細胞と共培養　　b．フィーダーフリー培養

図 3　ES 細胞の培養法（文献 17）-Fig. 1 を改変転載）
フィーダー細胞との共培養法（a）とフィーダーフリー培養法（b）で培養されたヒト ES 細胞

2 再生医療に最適な培養技術

再生医療に適したヒトES細胞を作製するために，近年，新たに開発された完全合成培地とラミニンなどの細胞外基質を適切に組み合わせることで，フィーダー細胞を用いない培養法（フィーダーフリー培養法）が開発された[19, 20]（図3b）．また，単一細胞に分散されたヒトES細胞の細胞死を抑制する薬剤〔Rho結合キナーゼ（Rho-associated coiled-coil forming kinase：ROCK）阻害剤〕が見いだされており[13]，現在はヒトES細胞であっても，一般的な培養細胞と同程度に簡便で再現性のよい培養法が実現されている．

4 ES細胞の特徴：未分化性

ES細胞の未分化性と分化多能性は表裏一体であるため，ES細胞の未分化性を評価することで，ES細胞の分化多能性を担保することができる．ヒトを構成する200種類以上の細胞が，各々の役割に紐づけられた特徴的なマーカー分子を発現するように，未分化状態のヒトES細胞は，未分化マーカー分子としてOCT4，NANOG，SOX2，SSEA-4，TRA-1-60などを発現することが知られている（図4）．後述する胚様体形成法などによりヒトES細胞がある特定の細胞種に分化すると，これらの未分化マーカー分子は消失し，分化した細胞に特徴的な別のマーカー分子が発現するようになる．

5 ES細胞の特徴：分化多能性

ES細胞の大きな特徴は，個体を構成するすべての細胞への分化能（分化多能性）をもつことである．この分化多能性は，主に次の4つの方法で確認することができる．

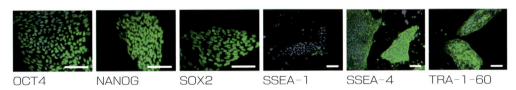

OCT4　NANOG　SOX2　SSEA-1　SSEA-4　TRA-1-60

図4　ヒトES細胞の未分化マーカー分子（文献3）-Fig.2を改変転載）
ヒトES細胞の未分化性を規定するマーカー分子が緑色で染め出されている．マウスES細胞で発現するSSEA-1は，ヒトES細胞では発現がみられない．青色は，細胞核を染め出している．スケールバー：100 μm

1 キメラ動物作製法

　マウスでは，受精後の胚盤胞に外部からES細胞を注入しても胚は正常に発生し，宿主となった胚由来の細胞と注入したES細胞が混じり合ったマウス（キメラマウス）が生まれる（図5）．生殖細胞にも分化可能なマウスES細胞を用いた場合は，キメラマウスの生殖細胞がある確率でES細胞由来となる．この技術は，ノックアウトマウスなどの遺伝子改変マウスの作製に応用されている．ヒトES細胞の場合は，生命倫理上の観点からこの方法は適用できないが，前述したようにヒトES細胞と同じプライム型の動物由来ES細胞はキメラ形成能が低いため，ヒトES細胞のキメラ形成能も低いと考えられている．別の応用例として，胚盤胞補完法が知られている．膵臓が形成できないように遺伝子操作されたマウスの受精胚に正常マウスES細胞を注入すると，生まれてきたマウスの膵臓は正常マウスES細胞で補完される[22]．つまり，特定の臓器をES細胞で生み出すことが可能であり，臓器移植の実現化に向けた研究が進められている．

2 4倍体胚補完法

　これは2細胞期の胚を電気的に融合し，得られた4倍体胚を胚盤胞期まで発生させた後，ES細胞を注入する方法である．4倍体細胞は胎盤にしか分化できないため，生まれてきた個体は完全にES細胞に由来すると考えられている[23]．近年，4倍体胚であっても胚盤胞期に内部細胞塊を形成し，注入されたES細胞とのキメラマウスが生まれると報告されたが，内部細胞塊を形成しない4倍体胚盤胞（図6のType b）を用いた場合には，完全にES細胞由来のマウスが生まれる[24]．したがって，4倍体胚補完法は依然として最も厳しいES細胞の分化多能性の評価法である．ただし，生命倫理上の観点から，この方法もヒトES細胞の特性解析には適用できない．

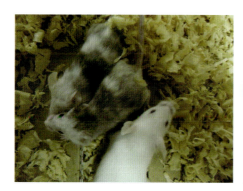

図5　キメラマウスの例（文献21）-Fig. 3Gを転載）
白いマウス（ICR）の胚盤胞に，黒いマウス（C57BL/6）由来のES細胞を注入し，生まれてきたキメラマウス．黒い毛色はES細胞に由来する

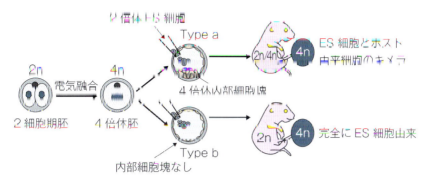

図6　4倍体胚補完法（文献24）-Fig. 5を改変転載）
4倍体胚補完法を用いて完全にES細胞由来のマウスが生まれた場合，ES細胞の分化多能性が厳密に証明されたといえる

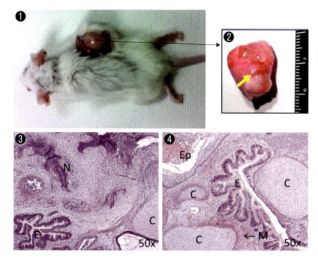

図7　奇形腫形成法（①～②：文献25）-Fig. 2, ③～④：文献26）-Fig. 4を改変転載）
（①②）ヒトES細胞を免疫不全マウス（SCIDマウス）の皮下に移植した例．皮膚をカットし，形成された奇形腫を露出させている
（③④）ヒトES細胞（H1またはH9）由来奇形腫のHE（hematoxylin/eosin）染色像．さまざまな組織の形成がみられる．
N：神経組織（外胚葉），C：軟骨（中胚葉），E：腸管上皮組織（内胚葉），Ep：皮膚（外胚葉），M：横紋筋（中胚葉）

3　奇形腫形成法

　免疫不全マウス（移植細胞を拒絶しないように改変されたマウス）にES細胞を移植すると，数週間～数カ月後に奇形腫（テラトーマ）と呼ばれる三胚葉系（外胚葉，中胚葉，内胚葉）に属するさまざまな組織に分化した良性腫瘍が形成される（図7）．ヒトES細胞に対する分化多能性の評価法としては実施可能な最も厳密な評価法である[27]．

4　胚様体形成法

　胚様体形成法はin vitroの評価法である[28]．ES細胞の未分化性を維持できない組成の培養液を用いてES細胞を浮遊培養すると，胚に似た細胞塊（胚様体）が形成される

第1章　再生医療の基礎知識

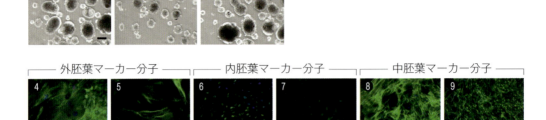

図8　胚様体形成法（①〜③：文献29)-Fig.5, ④〜⑨：文献3)-Fig.3を改変転載）
（上）ヒトES細胞から作製された胚様体の例．（下）三胚葉系に分化した細胞種の染色像．緑色は，マーカー分子が発現していることを示す．スケールバー：（上）200 µm，（下）100 µm

（図8上）．そのまま浮遊培養を継続すると，胚様体内の細胞は，三胚葉系（外胚葉，中胚葉，内胚葉）に属する多種類の細胞に自発的に分化する．各系譜の細胞に特徴的なマーカー分子の発現上昇を検出することで，多種類の細胞に分化したことが容易に確かめられる（図8下）．ヒトES細胞は，細胞株ごとに分化指向性（神経系の細胞に分化しやすいなど）をもつことが知られており，再生医療に用いる細胞株を選定することも必要と考えられている[30]．

6　さまざまなヒトES細胞の樹立法

　前述したように，ヒトES細胞は，着床前の胚盤胞の内部細胞塊をもとに樹立されており，生命の萌芽である胚が滅失されるため，生命倫理上の問題を有していた．現在は，倫理上の問題がより少ないヒトES細胞の樹立方法が報告されている（図9）．

1　従来法

　体外受精後に胚盤胞期まで発生させた胚を用いる．胚盤胞周囲の透明体を除去し，栄養膜細胞を溶解することで内部細胞塊を得る．取り出した内部細胞塊をフィーダー細胞上に播種後，コロニー状に増殖してくる細胞がES細胞である．この操作により，将来胎児になる可能性をもつ胚が滅失されるため，体外受精後に廃棄されることが決まった胚（余剰胚）が用いられる．しかしながら，初めてヒトES細胞が樹立された時には，生命倫理上の論争が巻き起こった．

B. ES細胞

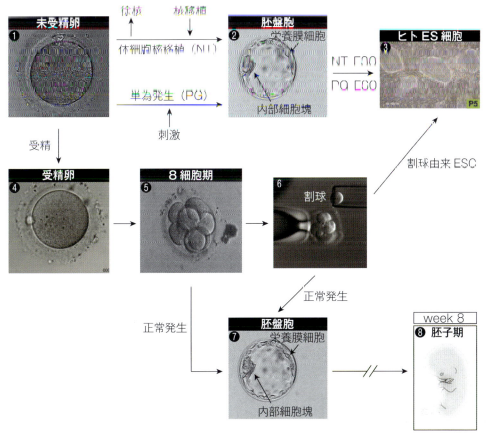

図9　さまざまなES細胞樹立法（①, ④：文献1)-Movie 1, ②, ⑤, ⑦：文献2)-Fig. 4, ③：文献3)-Fig. 1, ⑥：文献31)-Fig. 1を改変転載）
新たなヒトES細胞の樹立法は，胚を滅失することにならないため，従来法よりも倫理的な問題が小さいと考えられている

2 割球由来ES細胞

　近年，体外受精で得られた受精卵について，あらかじめ染色体や遺伝子の異常を検査する着床前診断が行われることがある．着床前診断では，4細胞期や8細胞期の胚から1つの細胞（割球）を抜き出して検査を行うが，胚は残りの割球だけで正常に発生するため，将来胎児になれる胚を失うことにはならない（図9）．そこで，胚盤胞の内部細胞塊を用いる代わりに，取り出した割球を用いてES細胞を樹立することが試みられた．現在では，8細胞期の1つの割球からES細胞（割球由来ES細胞）を樹立することが可能である[31, 32]．

3 体細胞核移植ES細胞

　体細胞核移植（nuclear transfer：NT）ES細胞（NT-ESC）は，未授精卵を使用する

ものの，受精卵を用いずに樹立されるES細胞である（図9）．方法としてはクローン動物の作製と同様であり，徐核した未受精卵に体細胞の細胞核を移植し胚盤胞まで発生させて，その内部細胞塊からES細胞（NT-ESC）を樹立する[33]．患者自身のES細胞を樹立できるため，オーダーメイドのES細胞としての発展が期待されている．

単為発生ES細胞

哺乳類の場合，両生類などとは異なり，単為発生の胚は胎児になれないが（父親由来のゲノムと母親由来のゲノムのセットがない場合は胎生致死となる），未受精卵の単為発生（parthenogenetic：PG）を利用してES細胞（PG-ESC）を樹立可能であることが報告された[34]．この方法で作製されたヒトES細胞はHLA（human leukocyte antigen，ヒト白血球型抗原）ホモであるため，移植時の免疫拒絶を避けられるなどのメリットがある（図9）．

7 ES細胞と再生医療

ES細胞はほぼ無限に増殖するため，必要量の細胞まで増加させてから特定の細胞に分化させることが可能であり，再生医療に用いる移植用の細胞調製の材料として非常に有用である．また，体細胞核移植ES細胞などのように患者本人に由来するES細胞が作製できることから，ES細胞の移植で従来問題とされていた免疫拒絶を回避することが可能となりつつある．

再生医療として，現時点では細胞移植治療が最も実現可能性が高く，パーキンソン病で選択的に失われるドーパミン神経細胞をES細胞から作製するなどES細胞の分化多能性を利用して，特定の機能をもつ細胞を作製する研究が進められている[35]．

一方，臓器不全の患者を対象とした治療法としては，胃や肝臓などの臓器移植が必要であるが，依然としてES細胞からそのような臓器を構築することは困難である．そこで，近年は，in vitroの三次元的な培養技術を用いた組織・臓器構築法が盛んに研究されている[36]．一方，別のアプローチとして，前述した胚盤胞補完法を用いて，遺伝子改変技術により特定の臓器をつくれなくなった動物内でES細胞から臓器を構築する研究が進められている[22]．技術的，倫理的な問題も残されているが，移植用臓器の作製が近々実現されるかもしれない．

ヒトES細胞は，従来は生命の萌芽である胚を滅失することで樹立されてきたため，生命倫理上の問題を有していたが，近年は割球由来ES細胞，体細胞核移植ES細胞，単為発生ES細胞が樹立され，以前よりは倫理上の問題が小さくなってきた．また，ヒトiPS

細胞が開発されて以降，ヒト ES 細胞が不必要になるのではないかと考えられることが多いが，ヒト ES 細胞が初期胚由来であることは，生物学的にはヒト iPS 細胞とは異なる重要な点だと指摘されている．ヒト iPS 細胞は，ヒト ES 細胞と異なり，体細胞を初期化して作製されるが，ヒトの体は体細胞ごとに多種類のゲノム変異をもつキメラやモザイク状態であるといわれている．たとえ体細胞ゲノムに変異が入ったとしてもがん化せず，細胞機能を果たすならば問題にならないが，その細胞をヒト iPS 細胞として初期化し再生医療などに利用する場合には，それらの変異が問題となるリスクが存在する[37]．したがって，ヒト iPS 細胞だけで十分なのではなく，今後も初期胚に由来するヒト ES 細胞の研究は必要であり続けると考えられる．ヒト ES 細胞の再生医療への応用に期待したい．

文献

1) Mio Y, et al : Possible mechanism of polyspermy block in human oocytes observed by time-lapse cinematography. *J Assist Reprod Genet* **29** : 951-956, 2012
2) Zhang P, et al : Transcriptome profiling of human pre-implantation development. *PLoS One* **4** : e7844, 2009
3) Ye J, et al : High quality clinical grade human embryonic stem cell lines derived from fresh discarded embryos. *Stem Cell Res Ther* **8** : 128, 2017
4) 文部科学省生命倫理・安全対策室：ヒト胚・幹細胞研究に関連する倫理指針のポイント．平成 28 年 1 月版（http://www.lifescience.mext.go.jp/files/pdf/n1662_01.pdf）〔accessed 2017 Dec 21〕
5) Evans MJ, et al : Establishment in culture of pluripotential cells from mouse embryos. *Nature* **292** : 154-156, 1981
6) Thomson JA, et al : Embryonic stem cell lines derived from human blastocysts. *Science* **282** : 1145-1147, 1998
7) Suemori H, et al : Efficient establishment of human embryonic stem cell lines and long-term maintenance with stable karyotype by enzymatic bulk passage. *Biochem Biophys Res Commun* **345** : 926-932, 2006
8) Akutsu H, et al : Xenogeneic-free defined conditions for derivation and expansion of human embryonic stem cells with mesenchymal stem cells. *Regenerative Therapy* **1** : 18-29, 2015
9) Gu B, et al : Global expression of cell surface proteins in embryonic stem cells. *PLoS One* **5** : e15795, 2010
10) Zhu H, et al : Human Embryonic Stem Cell Lines with Lesions in FOXP3 and NF1. *PLoS One* **11** : e0151836, 2016
11) Manor YS, et al : Establishing the human naïve pluripotent state. *Curr Opin Genet Dev* **34** : 35-45, 2015
12) Zhou W, et al : HIF1α induced switch from bivalent to exclusively glycolytic metabolism during ESC-to-EpiSC/hESC transition. *EMBO J* **31** : 2103-2116, 2012
13) Watanabe K, et al : A ROCK inhibitor permits survival of dissociated human embryonic stem cells. *Nat Biotechnol* **25** : 681-686, 2007
14) Tesar PJ, et al : New cell lines from mouse epiblast share defining features with human embryonic stem cells. *Nature* **448** : 196-199, 2007
15) Nichols J, et al : Naive and primed pluripotent states. *Cell Stem Cell* **4** : 487-492, 2009
16) Theunissen TW, et al : Systematic identification of culture conditions for induction and maintenance of naive human pluripotency. *Cell Stem Cell* **15** : 471-487, 2014

17) Emre N, et al : The ROCK inhibitor Y-27632 improves recovery of human embryonic stem cells after fluorescence-activated cell sorting with multiple cell surface markers. *PLoS One* **5** : e12148, 2010
18) 福角勇人, 他：ヒト ES/iPS 細胞の無フィーダー細胞培養技術の開発. 医学のあゆみ **239** : 1338-1344, 2011
19) Rodin S, et al : Clonal culturing of human embryonic stem cells on laminin-521/E-cadherin matrix in defined and xeno-free environment. *Nat Commun* **5** : 3195, 2014
20) Miyazaki T, et al : Laminin E8 fragments support efficient adhesion and expansion of dissociated human pluripotent stem cells. *Nat Commun* **3** : 1236, 2012
21) Ma Y, et al : Human foreskin fibroblast produces interleukin-6 to support derivation and self-renewal of mouse embryonic stem cells. *Stem Cell Res Ther* **3** : 29, 2012
22) Kobayashi T, et al : Generation of rat pancreas in mouse by interspecific blastocyst injection of pluripotent stem cells. *Cell* **142** : 787-799, 2010
23) Nagy A, et al : Embryonic stem cells alone are able to support fetal development in the mouse. *Development* **110** : 815-821, 1990
24) Wen D, et al : Completely ES cell-derived mice produced by tetraploid complementation using inner cell mass (ICM) deficient blastocysts. *PLoS One* **9** : e94730, 2014
25) Zhang WY, et al : Teratoma formation : A tool for monitoring pluripotency in stem cell research, StemBook, Cambridge (MA), 2008
26) Tosca L, et al : Genomic instability of human embryonic stem cell lines using different passaging culture methods. *Mol Cytogenet* **8** : 30, 2015
27) Gertow K, et al : Isolation of human embryonic stem cell-derived teratomas for the assessment of pluripotency. *Curr Protoc Stem Cell Biol* Chapter 1 : Unit1B 4, 2007
28) Doetschman TC, et al : The in vitro development of blastocyst-derived embryonic stem cell lines : formation of visceral yolk sac, blood islands and myocardium. *J Embryol Exp Morphol* **87** : 27-45, 1985
29) Tavakoli T, et al : Self-renewal and differentiation capabilities are variable between human embryonic stem cell lines I3, I6 and BG01V. *BMC Cell Biol* **10** : 44, 2009
30) Osafune K, et al : Marked differences in differentiation propensity among human embryonic stem cell lines. *Nat Biotechnol* **26** : 313-315, 2008
31) Giritharan G, et al : Human embryonic stem cells derived from embryos at different stages of development share similar transcription profiles. *PLoS One* **6** : e26570, 2011
32) Klimanskaya I, et al : Human embryonic stem cell lines derived from single blastomeres. *Nature* **444** : 481-485, 2006
33) Tachibana M, et al : Human embryonic stem cells derived by somatic cell nuclear transfer. *Cell* **153** : 1228-1238, 2013
34) Revazova ES, et al : Patient-specific stem cell lines derived from human parthenogenetic blastocysts. *Cloning Stem Cells* **9** : 432-449, 2007
35) Doi D, et al : Prolonged maturation culture favors a reduction in the tumorigenicity and the dopaminergic function of human ESC-derived neural cells in a primate model of Parkinson's disease. *Stem Cells* **30** : 935-945, 2012
36) McCauley HA, et al : Pluripotent stem cell-derived organoids : using principles of developmental biology to grow human tissues in a dish. *Development* **144** : 958-962, 2017
37) 中辻憲夫：幹細胞と再生医療. 丸善出版, 2015, pp 76-79

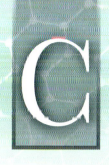

iPS細胞

中川誠人

1 iPS細胞とは：基礎と応用に活躍

iPS細胞[注]は，ES細胞と同じような性質をもっている多能性幹細胞である．ES細胞が受精卵から作製されるのに対して，iPS細胞はわれわれの体にある体細胞，たとえば血液の中にある細胞，皮膚由来の線維芽細胞，肝臓の細胞，胃の上皮細胞などさまざまな細胞から作製することが可能である．

iPS細胞がつくられたきっかけは，ES細胞が受精卵から作製される点にある．受精卵はそのまま母体の中で発生が進めば胎児となり，新しい生命としてこの世に生まれてくることができる．このようなES細胞作製に関わる倫理的および運用上の問題を回避するためにiPS細胞の樹立研究が始まった．

ES細胞と同様にiPS細胞にも多能性があり，われわれの体を構成するほとんどの細胞に分化（変化）することができると考えられている．また，iPS細胞は培養容器の中でほぼ無限に増やすことが可能であることから，再生医療の材料として非常に有用であろうと考えられてきた．たとえば，けがや病気である細胞の機能が失われた場合，その人自身の血液細胞からiPS細胞を作製し，培養容器で増やし，失われた細胞に分化させ，失われた部分に移植することで機能を回復することができると考えられる．自分自身の細胞を使うことから，理想的な移植治療（再生医療）の1つであることは間違いない（図1）．

iPS細胞はさまざまな人から作製することができるのが最大の特徴である．つまり，その人の遺伝情報をもち，ほぼ無限に増やすことができる材料を手にすることができる．この特徴を生かして進んでいる研究の1つが疾患モデルiPS細胞である（図1）．

脳に病気をもった患者を想定した場合，その病気の原因は，ある遺伝子の変異（異常）により必要な細胞が壊れていくことだとする．この患者から作製したiPS細胞は同じ遺伝子異常をもっており，このiPS細胞から分化させた神経細胞も同じ遺伝子異常をもってい

注）本項のiPS細胞はヒトiPS細胞を指す

第1章　再生医療の基礎知識

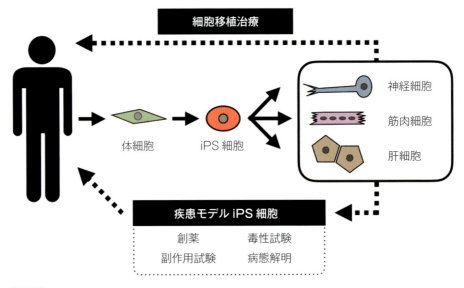

図1　iPS細胞技術を活用した医療応用
iPS細胞は体の細胞（血液や皮膚など）から作り出すことができる．iPS細胞は，体の中にあるほとんどの細胞に分化する能力をもっている．iPS細胞からつくった神経細胞など活用して細胞移植治療や創薬への応用が進んでいる

る．つまり，実験室で患者の脳の中で起こっている細胞の異常を再現できることになる．これがiPS細胞を活用した疾患モデルであり，創薬などの応用が進んでいる．

疾患モデルiPS細胞を活用して病態を解明する基礎研究も進んでおり，これまでに原因がわからなかった病気にもアプローチできるようになってきている．

iPS細胞を使った体細胞への分化の研究は発生生物学の理解に重要なツールとなっている．これまで培われてきた発生生物学の知識をiPS細胞からの分化に応用したり，逆にこれまでわからなかったような知見も生まれている．さらには，ゲノム編集の場としてiPS細胞を活用する研究者も増えてきている．

このようにiPS細胞は，応用から基礎研究まで活躍の場を広げてきている．

2　iPS細胞の樹立：体細胞初期化（リプログラミング）

iPS細胞は，血液中の細胞，皮膚由来の線維芽細胞，肝臓や胃の細胞などさまざまな体細胞にいくつかの初期化因子を導入するだけで比較的容易に作製することが可能となっている．2006年にマウスのiPS細胞が作製され[1]，2007年にはヒトのiPS細胞が作製された[2]．使われた初期化因子はマウスでもヒトでも同じで4つの転写因子であった．その4

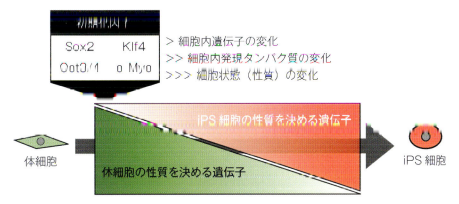

図2 体細胞初期化による iPS 細胞の作製
皮膚由来線維芽細胞などの体細胞に初期化因子を導入することで細胞の状態が変化する．体細胞の性質を決める遺伝子群の発現が減少すると同時に，iPS 細胞の性質を決める遺伝子群の発現が上昇する

つとは，Sox2，Oct3/4，Klf4，c-Myc と呼ばれる遺伝子である．転写因子は細胞内の遺伝子の発現を制御する重要な因子である．つまり，これら4つの初期化因子を体細胞に導入すると細胞内で遺伝子発現の変化が起こり，細胞の状態（性質）が変化し，iPS 細胞になると考えられている．4つの因子が体細胞に入って初期化が起こるが，最初はきっかけをつくっていると考えられる．きっかけとは数万の遺伝子が搭載されているゲノムの構造を変化させ，より大きな変化を起こすためだと考えられる．その後，遺伝子変化が連鎖的に起こり初期化が進んでいくはずである（**図2**）．

4つの初期化因子のうちの2つ，Sox2 と Oct3/4 は ES 細胞の多能性維持に重要な働きをしていることがわかっていたことから，初期化においても機能することは容易に推測できた．c-Myc は原癌遺伝子であり，ES 細胞のようなほぼ無限に増えることができる能力の獲得に重要であろうことは想定の範囲内であった．Klf4 は山中伸弥研究室（奈良先端科学技術大学院大学）で独自に同定していた遺伝子で，ES 細胞の多能性維持に関与することがわかっていた．いま考えれば4つの因子の組み合わせは必然的に思えるが，細胞の中に遺伝子（ゲノム上に）は数万個あり，その中から4つに絞ることができたのは偶然に思えるが，多くの人々が行ってきた研究結果からなる必然的な結果だと考える．

2007年の報告以降，初期化因子の同定やメカニズム解明の研究が増えていった．最初の4つの因子に取って代わる遺伝子や，4つに加えることで相乗効果を発揮する遺伝子など多くの報告がなされてきている．しかしながら，基本的には Sox2，Oct3/4，Klf4，c-Myc の4因子で iPS 細胞ができることに変わりはない．また，報告された因子の中には体細胞の種類によって効果が出たり出なかったりするものがある．これらのことは，体細胞の種類によって性質が異なるため体細胞に応じた因子が重要であるが，初期化のプロセ

スは共通していることを示唆している．

これまでの研究成果から，体細胞のリプログラミングのメカニズムがある程度わかってきた．しかし，初期化因子の一つひとつがどのような機能を果たしているのかなど詳細部分は不明な点が多く，今後の解析が必要なところである．

3 iPS細胞の培養：基礎研究から応用まで見据えて

細胞は培養環境によってその性質が変わってしまうため，培地や基材（培養ディッシュなどにコーティングし，細胞が接着するもの）の選択が極めて重要である．もし，iPS細胞を使った移植治療を目指して臨床応用をする場合，培地や基材そのものの性状がガイドラインに沿っているかどうかという点から確認する必要がある．

2007年にヒトiPS細胞の報告がなされた時の培養法はヒトES細胞の培養法を踏襲したもので，特徴としてはマウス胎児線維芽細胞（MEF）などの細胞（フィーダー細胞）と共培養することであった．また，多能性維持に必須の因子bFGFが培地に含まれていた．この方法（フィーダー法）は，ヒトiPS細胞の樹立から維持培養まで安定して行うことができ，世界的にスタンダードな方法になっていた（**図3**）．しかし，この培養方法で培養

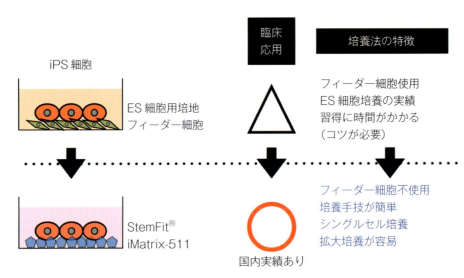

図3　臨床応用可能なiPS細胞の培養法の開発
臨床応用をするにあたり，フィーダー法（上部）の課題を解決し，新しい培養法を開発した（下部）．フィーダーフリー法で安全性が担保された培地類を使用する．培養手技も容易で，1回の継代で100倍程度の拡大培養が可能となった

した iPS 細胞を臨床応用に用いる場合には，解決しないとならないいくつかの問題があった．臨床応用で用いる場合，培地や基材など培養に用いるものが生物由来原料基準〔最新；平成26年9月26日制定（厚生労働省告示第375号）〕に適合している必要がある．これは第一に安全性の確保のためである．フィーダー法をこの基準に照らし合わせた時に問題だったのは，フィーダー細胞と培地に含まれるウシやブタ由来の成分であった．これらすべてについて生物由来原料基準に適合させることは可能であったかもしれないが，そのために費やさなければならない労力やコスト，また将来にわたりこの問題を抱えた状態が続くと考え，新たな培養法＝臨床対応の培養法を開発することが最善策という結論に至った．そこでわれわれは，iPS 細胞を臨床応用するための培養法の開発に取り組んだ．

新しい培養法のコンセプトはフィーダー細胞を使わず（フィーダーフリー法），用いる培地や基材は生物由来原料基準に適合しているものを使用することであった（**図3**）．この当時，ヒト ES 細胞や iPS 細胞をフィーダーフリー法で培養することができるという報告がされ始めていた．iPS 細胞は培養ディッシュに接着して生育するため，コーティング剤の選定が重要であった．Rodin ら[3]によりヒト ES 細胞の培養に細胞外基質タンパク質のラミニン（511型，ラミニン511）が有効であることが示された[3]．われわれは，タンパク質の品質などの観点から関口（大阪大学蛋白質研究所）により開発された活性型ラミニン511断片（ラミニン511E8）をコーティング剤の候補として検討し，必要十分の機能をもっていることを確認した．次は培地の選定である．当時，臨床応用に使えそうな培地がいくつか販売されており，前述のラミニン511E8と組み合わせて iPS 細胞の培養が可能かどうか検討したが，十分な機能をもった培地はみつからなかった．そこで国内企業と共同研究を始め培地の開発を行った．その結果，ラミニン511E8と組み合わせることで十分な性能をもった培地の開発に成功した[4]．これらの基材と培地は，独立行政法人医薬品医療機器総合機構（pharmaceuticals and medical devices agency：PMDA）から臨床応用に使用することに問題がないという見解を得ている．現在では iMatrix-511（ニッピ）と StemFit®（味の素）として研究用および臨床目的用のそれぞれが販売されている．

4 iPS 細胞の医療応用

iPS 細胞技術の応用には，大きく2つの方向性がある．1つは必要な細胞を iPS 細胞から作製し移植する治療，もう1つは疾患モデル iPS 細胞を使った創薬・毒性試験・副作用試験などである．後者については国内外で多数の研究者および企業が応用開発を進めており，ここ数年の間に新しい薬についての研究成果がいくつも報告される可能性が高い．国内ではすでに進行性骨化性線維異形成症（fibrodysplasia ossificans progressiva：FOP）

に関して，iPS細胞を用いた病態解明研究から新しい薬を見いだし[5]，臨床研究が始まっている．

iPS細胞を用いた移植治療に関しては，国内の動きが活発である．髙橋（理化学研究所）のグループ[6,7]では，目の治療（加齢黄斑変性）においてすでに数例の移植を実施している．現時点で安全性に問題があることは報告されていない．今後はiPS細胞を使った移植治療の臨床研究（および治験）が数多く実施されていくと予想される．これにより，今まで治療ができなかった（難しかった）病気やけがを治せる可能性が出てきたことは，患者にとって希望の光となると考えられる．

iPS細胞を使った移植治療では，2つの方法がある．自分のiPS細胞を使った自家移植と他人のiPS細胞を使った他家移植である．拒絶反応の問題を考えると自家移植が良いが，コストや細胞の作製時間の点においては他家移植のほうにメリットがある．まずは，iPS細胞を使った他家移植を進めることが現実的であり，そのために京都大学iPS細胞研究所（CiRA）では拒絶反応を減らせるようなiPS細胞を作製・備蓄するという「再生医療用iPS細胞ストックプロジェクト」を進めている．前述の目の病気に対する移植にもすでにこの細胞が使われている．

5 iPS細胞の未来：最大のメリットを生かして

iPS細胞の最大の特徴は，自分自身のiPS細胞を作製できることである．この特徴を生かす応用はオーダーメイド医療と考える．病気やけがをした時に自分のiPS細胞から必要な細胞を作製して移植することができる．また，自分自身に効果のある薬を，自分のiPS細胞から作製した体細胞でスクリーニングすることが可能である．それにより，効果だけでなく副作用の有無も同時に試験することが可能である．人間は性格が違うだけでなく体の中も千差万別である．それらに対応する医療をiPS細胞が実現させることができるのではないかと考えている．将来的に安価にiPS細胞を作製するサービスが開始され，一人ひとりに最適な治療を受けられる日が来るかもしれない．

6 おわりに

iPS細胞の樹立が報告されてから10年が経過した．この時点ですでに臨床応用が実現されていることは驚くべきことであり，iPS細胞の潜在力の高さがうかがえる．また，ヒトES細胞の研究成果があってこそ，iPS細胞の応用がここまで早く進んだことを忘れて

はいけない．国外ではヒトES細胞の臨床応用が実施されており，国内でもこの1, 2年の間にヒトES細胞の臨床応用が始まる可能性がある．iPS細胞の潜在力を最大限に生かした応用および基礎研究の今後の発展に期待したい．

文 献

1) Takahashi K, et al : Induction of pluripotent stem cells from mouse embryonic and adult fibroblast cultures by defined factors. *Cell* **126** : 663–676, 2006
2) Takahashi K, et al : Induction of pluripotent stem cells from adult human fibroblasts by defined factors. *Cell* **131** : 861–872, 2007
3) Rodin S, et al : Long-term self-renewal of human pluripotent stem cells on human recombinant laminin-511. *Nat Biotechnol* **28** : 611–615, 2010
4) Nakagawa M, et al : A novel efficient feeder-free culture system for the derivation of human induced pluripotent stem cells. *Sci Rep* **4** : 3594, 2014
5) Hino K, et al : Activin-A enhances mTOR signaling to promote aberrant chondrogenesis in fibrodysplasia ossificans progressiva. *J Clin Invest* **127** : 3339–3352, 2017
6) Mandai M, et al : Autologous Induced Stem-Cell-Derived Retinal Cells for Macular Degeneration. *N Engl J Med* **377** : 792–793, 2017
7) Mandai M, et al : Autologous Induced Stem-Cell-Derived Retinal Cells for Macular Degeneration. *N Engl J Med* **376**, 1038–1046, 2017

D MSC

光原崇文, 栗栖　薫

1　MSCとは

　ES細胞やiPS細胞と異なり, MSCは古くからその存在が知られており, 再生医療の細胞ソースとして多くの研究がなされてきた.

　MSCは全身の組織や臓器に, 程度の差はあれど存在すると考えられている. 幹細胞としての性格を有し, 中胚葉由来の骨や軟骨のみならず, 胚葉を超えてβ細胞や肝細胞などの内胚葉系細胞や神経細胞などの外胚葉系細胞などにも分化するため, 成体（組織）幹細胞と呼ばれる. これらの特性をもとに, 多くの領域で研究が進められている. ES細胞やiPS細胞と異なり, 腫瘍化のリスクが極めて低く, 患者自身の細胞を起源として自家細胞移植治療が行えるため, MSCを用いた再生医療は移植免疫や倫理面から有利な側面がある. MSCはその細胞特性として, 培養ディッシュに接着増殖すること, 表面抗原としてCD105, CD73およびCD90が陽性で, CD45, CD34, CD14またはCD11b, CD79aまたはCD19およびHLA-DRが陰性であること, in vitroにおいて骨, 脂肪, 軟骨に分化することなどがある[1].

　当初は骨髄からMSCが発見されたが, その後, 脂肪組織, 皮膚, 滑膜, 筋, 臍帯組織など多くの組織から樹立されている. 間葉系組織におけるMSC含有は, その組織の脈管密度と密接に関連していると考えられている[2].

　MSCは組織細胞に自身が分化するのみならず, 種々のサイトカインを分泌することが知られており[3], 組織修復などに相乗的効果が期待されている. トランスフォーミング増殖因子（transforming growth factor：TGF）-α, TGF-β, 肝細胞増殖因子（hepatocyte growth factor：HGF）, 上皮成長因子（epidermal growth factor：EGF）, 線維芽細胞増殖因子（fibroblast growth factor：FGF）-2やインスリン様成長因子（insulin-like growth factor：IGF）-1などのmitogenic protein（細胞分裂誘起タンパク質）を発現し, 線維芽細胞や上皮, 内皮細胞の分裂を促す. また血管内皮細胞増殖因子（vascular endothelial growth factor：VEGF）やIGF-1, EGFなどが内皮細胞を誘導し血管新生を促す. MSC

は抗炎症や免疫調整などのパラクライン効果を有し，IL-1（interleukin-1），IL-2，IL-12などの免疫応答から種々のメカニズムでフィードバックを受ける．低酸素，放射線障害や外傷などによる宿主細胞のアポトーシスに対する効果も報告されており，Akt（protein kinase B）やNF-κB（nuclear factor kappa-light-chain-enhancer of activated B cells）などの発現がIGF-1やIL-6分泌により高まると考えられている．低酸素では，VEGFがMSCから分泌され内皮細胞の修復を行うとされており，虚血後の心筋や損傷された神経細胞，肺線維芽細胞などで抗アポトーシス効果が報告されている．MSCは前述のようなtrophic効果とともに，直接的または免疫応答を介した抗細菌効果も報告されており，感染症に対する治療効果も期待されている．

間葉系幹細胞マーカーCD105と多能性幹細胞マーカーSSEA-3（stage-specific embryonic antigen-3）の二重陽性細胞としてMuse（multilineage-differentiateing stress enduring）細胞が報告[4]されている．増殖能は劣るものの，ES細胞やiPS細胞に似た多能性関連遺伝子を発現するが腫瘍化しない多能性幹細胞であり，損傷した組織への高いホーミングおよび生着と組織特異的な細胞への分化が臨床応用に向けて期待されている．

2 MSCの由来による特性と相違

現在，臨床応用のために使用されるMSCは骨髄から採取されることが多い．骨髄中には血液細胞と間質細胞が存在し，この間質細胞を培養し線維芽細胞様の形態で培養ディッシュに接着増殖する細胞群をMSCと呼んでいる[5]．

骨髄中に存在するMSCは，総骨髄細胞の0.001～0.01％といわれる．血球を含め骨髄中には非常に多くの細胞がヘテロに含まれるが，MSCは培養ディッシュに播種すると線維芽細胞様の形態で，無数の血球を駆逐するように接着増殖しコロニーを形成する．分離された細胞は，MSC表面マーカーが陽性で，血球系細胞に含まれるCD14，CD34，CD45などは陰性となる．この細胞は継代していくことで培養増殖させ，目的とする必要量の細胞群を形成することができる．

古くより骨の再生などにこの骨髄中のMSCが関与していることはよく知られており，中胚葉由来の起源を同じくする骨軟骨や脂肪に効率よく分化誘導させることができる．一方で，一般的な腸骨骨髄液を細胞ソースとする骨髄由来MSCではなく，採取部位を変えた骨髄由来MSCも盛んに研究されている．生体内には神経堤由来の細胞の特徴をもつMSCと血管周皮細胞（pericyte）の特徴をもつMSCが混在している可能性が示唆されており，標的とする細胞組織により望ましい特徴をもつMSCが模索されている．

歯髄を由来とするMSCは，自然脱落した歯牙や便宜抜去などで抜歯されたものから歯

髄を採取し，樹立されたものである[6, 7]．乳歯および永久歯歯髄で特性が異なる報告[8]もあるが，MSCとしての特性を有し，多くの疾患に対する再生医療ソースとして研究されている．MSCは胚葉を超えて外胚葉や内胚葉に分化誘導されることは知られているが，歯髄が神経堤由来MSCである，つまり神経と起源を同じくする外胚葉由来であることが神経再生において組織修復に効果的であると考えられている．実際に，脊髄損傷治療に対する研究で，神経保護効果，抗軸索伸長抑制因子効果，細胞補給効果など，歯髄由来MSCに特徴的な神経再生効果も報告[9]されている．

われわれも神経再生医療の臨床応用を目指して，以前より骨髄由来MSCの研究を行ってきた[10~13]．最近では脳と同じく神経堤外胚葉に由来する頭蓋骨骨髄に注目し，頭蓋骨骨髄由来MSCの樹立を研究している．頭蓋骨骨髄由来MSCは，細胞表面のCD90，CD105，CD73，CD44が陽性で骨軟骨や脂肪などへの多分化能を有する．特筆すべきは，神経分化誘導を行うと腸骨骨髄由来MSCに比べ神経系へ分化しやすい特徴があることである[14]（図1）．

以上のように，骨髄由来MSCは有用な再生医療の細胞ソースとなり得るが，骨髄内の有核細胞に占めるMSC数は加齢とともに減少することなど，問題点も存在する．

脂肪組織は，生理活性物質を産生分泌するとともにMSCを含むことが知られるようになり，血行再建や心筋再生，軟部組織修復など多くの分野で脂肪由来MSCの研究が進められている．MSCは採取した脂肪組織をコラゲナーゼ処理などで分離し樹立されるが，脂肪組織1gから約5.0×10^3個のMSCが採取されるといわれており，増殖が早く細胞活性も高いため，移植のための細胞ソースとして利点が多い[15]．脂肪由来MSCはCD34が陽性となる[16]が，これはペリサイト様形質を有するためと考えられている．骨髄由来MSCと同様に骨軟骨や筋肉などに分化させることが可能であり，実臨床では外傷後の頭蓋冠骨欠損部に播種し骨再生が得られたという報告[17]もある．

整形外科手術などで関節内から採取される滑膜から採取した細胞を培養増殖させた滑膜由来MSCは，高い軟骨分化能と未分化状態での軟骨欠損部への接着および軟骨再生能が報告[18]されている．再生能力の低い軟骨欠損に対する再生医療として臨床応用されている．

3 MSCの臨床応用へ向けて

隣国の韓国では，骨髄由来MSCを用いたHearticellgram®-AMI（FCB-Pharmicell社）が心筋梗塞の適応で2011年7月にKFDA（韓国食品医薬品安全庁）より承認を得て上市されている．またクローン病を対象としたCupistem®（Anterogen社）や他家軟骨

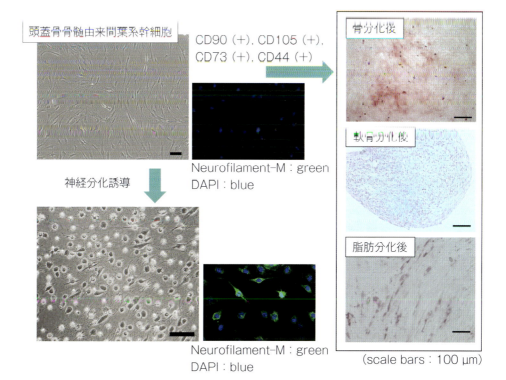

図1 頭蓋骨・骨髄由来間葉系幹細胞の分化誘導
頭蓋骨骨髄由来間葉系幹細胞は骨・軟骨・脂肪へ分化するとともに，神経分化誘導を行うと腸骨骨髄由来間葉系幹細胞に比べ Neurofilament の発現が強くみられる

再生を対象にした CARTISTEM®（MEDIPOST 社）が薬事承認されている．自家細胞を利用でき腫瘍化リスクが少ないことから，MSC は世界中で臨床試験が行われている．自家細胞移植か，他家細胞製剤か，移植時期や方法の検討など課題は多くあるが，十分な検討を経たうえで日本においても再生医療実臨床への早期応用が望まれる．

文献

1) Dominici M, et al : Minimal criteria for defining multipotent mesenchymal stromal cells. The International Society for Cellular Therapy position statement. *Cytotherapy* 8 : 315-317, 2006
2) da Silva Meirelles L, et al : MSC frequency correlates with blood vessel density in equine adipose tissue. *Tissue eng Part A* 15 : 221-229, 2009
3) Murphy MB, et al : Mesenchymal stem cells : environmentally responsive therapeutics for regenerative medicine. *Exp Mol Med* 45 : e54, 2013
4) Dezawa M, et al : Specific induction of neuronal cells from bone marrow stromal cells and application for autologous transplantation. *J clin invest* 113 : 1701-1710, 2004
5) Caplan AI. Mesenchymal stem cells. *J orthop res* 9 : 641-650, 1991
6) 佐藤桃子, 他：乳歯および永久歯歯髄組織由来間葉系幹細胞の特性の比較. 小児歯誌 52 : 417-424, 2014

7) Gronthos S, et al : Postnatal human dental pulp stem cells (DPSCs) in vitro and in vivo. *Proc Natl Acad Sci USA* **97** : 13625-13630, 2000
8) Suchanek J, et al : Stem cells from human exfoliated deciduous teeth--isolation, long term cultivation and phenotypical analysis. *Acta medica* **53** : 93-99, 2010
9) Sakai K, et al : Human dental pulp-derived stem cells promote locomotor recovery after complete transection of the rat spinal cord by multiple neuro-regenerative mechanisms. *J clin inves* **122** : 80-90, 2012
10) Magaki T,et al : Generation of bone marrow-derived neural cells in serum-free monolayer culture. *Neurosci lett* **384** : 282-287, 2005
11) Okazaki T, et al : Intravenous administration of bone marrow stromal cells increases survivin and Bcl-2 protein expression and improves sensorimotor function following ischemia in rats. *Neurosci lett* **430** : 109-114, 2008
12) Yamaguchi S, et al : The effects of neuronal induction on gene expression profile in bone marrow stromal cells (BMSC) --a preliminary study using microarray analysis. *Brain Res* **1087** : 15-27, 2006
13) Mitsuhara T, et al : Simulated microgravity facilitates cell migration and neuroprotection after bone marrow stromal cell transplantation in spinal cord injury. *Stem Cell Res Ther* **4** : 35, 2013
14) Shinagawa K, et al : The characteristics of human cranial bone marrow mesenchymal stem cells. *Neurosci lett* **606** : 161-166, 2015
15) 中山亨之，他：脂肪組織由来間葉系幹細胞を利用した細胞療法　現状と展望．日輸血細胞治療会誌 **59**：450-456, 2013
16) Mitchell JB, et al : Immunophenotype of human adipose-derived cells: temporal changes in stromal-associated and stem cell-associated markers. *Stem cells* **24** : 376-385, 2006
17) Lendeckel S, et al : Autologous stem cells (adipose) and fibrin glue used to treat widespread traumatic calvarial defects: case report. *J Craniomaxillofac Surg* **32** : 370-373, 2004
18) Koga H, et al : Synovial stem cells are regionally specified according to local microenvironments after implantation for cartilage regeneration. *Stem cells* **25** : 689-696, 2006

E 再生医療における細胞製造と培養技術の重要性

紀ノ岡正博

1 再生医療における細胞製造の重要性

　組織や臓器の発生を解明する培養研究の進展に伴い，1975年，Greenらにより皮膚の角化細胞培養する技術[1]ならびに1979年には角化細胞を重層化させた表皮シートを作製する技術[2]が構築された．熱傷患者への創傷治癒を目指した表皮シート移植治療においては，1983年米国にて，2人に対してわずかに残った皮膚から培養表皮を作製・移植したことを発端に，以来数多くの症例を記録して[3]企業化に至った．

　国内においては，ジャパン・ティッシュ・エンジニアリング社は，2007年10月に日本初の再生医療製品として，培養表皮シート（ジェイス®）の製造販売承認を厚生労働省から受けた．2009年1月に保険収載され，実質的な生産が始まっている．一方，足場（スキャフォールド）を利用し立体的構造を有する組織を再構築する技術（いわゆる組織工学）が1980年代後半から展開し，3つの基盤要素（細胞・足場・成長因子）に対する調和環境の実現を目指してきた[4]．その結果，種々の疾患や傷害に対し，従来の薬剤投与や人工素材を用いた機能代替による対症療法に代わって，細胞の増殖・分化・代謝などの潜在能力を利用し，患者自身もしくは提供者（ドナー）の細胞を増殖・分化・組織化させて移植し，疾患を根治させる療法への展開が期待されている．

　さらに，1990年代からは，立体的な足場を利用せずに板状の細胞シートを積層し，立体構造を有する培養組織の構築を目指した細胞シート工学の技術が開発され，組織工学における新たな展開が提案された[5]．特に，Okanoら[5]を中心とした細胞シート工学研究は，2003年にNishidaら[6]が角膜上皮細胞シートを疾患部位へ移植したことを皮切りに，種々の細胞シートの治療展開が期待されている．また，心疾患の治療用移植材として注目されている筋芽細胞シートは，移植後，血管新生を促進するサイトカイン群が移植材から分泌され，いわゆるパラクライン効果により血管新生が促進し，結果，心機能が回復すると考えられている．2007年に世界で初めて大阪大学のSawaら[7]のグループが移植に成功し，その後，2015年にテルモが厚生労働省より条件及び期限付き承認を得て，再生医

療製品の生産に至った．現在では，血管誘導技術の開発とともに，より複雑で大型の構造を有する組織再構築に対する研究が進められている．これらの医療応用技術，いわゆる再生医療では，数多くの培養組織を用いた治療が提案され，多くの実績が上げられて，急速な普及の兆しがみられている．

　再生医療とは，失われた器官・臓器を再生することを目的とした治療であり，これまでの医療概念を根底から変革する「根治治療」への道を拓くことが期待されている．再生医療では，従来の医療とは異なり，細胞を体外で増幅・分化させ，必要ならば立体的構造を有する組織化を経て，得られた培養細胞・組織を患者疾患部へ移植し治癒を行うことが多い．さらに，近年のES細胞やiPS細胞をはじめとする幹細胞の研究開発の進展がその可能性を一層高めており，再生医療における新たな培養技術の開発が活発になされている．本項では，生物化学工学の観点から細胞または組織の製造に関する考え方，また，培養工学の観点からの特徴を解説する．

細胞製造の考え方

　自家（患者自身から採取した細胞を由来とする）や同種（提供者から採取した細胞を由来とする）の細胞（原料）を用いた移植材（生産物）の生産において，細胞を増幅する継代培養や構造・機能を付与する組織培養は，主要な工程の1つである[8]．

　図1に示すように，自家培養移植もしくは同種培養移植を前提とした細胞・組織の培養では，それぞれ患者もしくは提供者から必要最小量の細胞または組織片を病院にて採取し，これらを原料として細胞培養加工施設（CPC）へ搬送される．CPCでの製造においては，採取片から細胞単離，増幅，分化誘導，形成加工を含めた培養を上工程（上流工程），分離・精製，分注，凍結，梱包を下工程（下流工程）に分けられる．製品としての培養細胞または組織を得た後，製品は病院へ搬送され移植に使用される．主な培養工程は，体内に存在した細胞を容器内で順化するための初代培養，細胞増幅による十分な細胞数の確保のための継代培養，立体構造・分化機能の付与を目的とした組織培養が挙げられる．さらに，再生医療では，細胞採取からCPCまでの細胞搬送や出荷後から病院までの細胞搬送，病院内での院内調製などを含む工程〔ここでは，「外工程（外流工程）」とする〕の役割が今後重要と考えられ，一貫した工程の技術構築が不可欠となる．細胞加工物の製造は，表1のような固有の特徴を有する．

　医薬品などの製品に対する製造概念として，「製造における種々の変動を考慮する際の製造設計の容易性」を意味する「製造性（manufacturability，製造可能性）」が挙げられ，この概念に基づき製造プロセスの構築がなされている．細胞加工物の製造の安定性を目指

E. 再生医療における細胞製造と培養技術の重要性

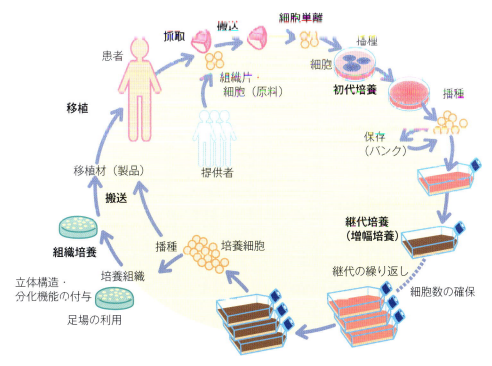

図1 細胞製造工程（文献9）より改変引用）
細胞培養加工は，患者もしくは提供者から細胞・組織の採取後，CPCにて細胞単離，増幅培養，搬送の主な工程からなり，必要ならば細胞保存や立体構造のための組織培養の工程が加わる

表1 細胞加工物の製造特徴

1) 細胞自体が製品となるため，品質が分子レベルで不確定で細胞品質に対し主観的判断に依存することがある
2) プロセスの変動が品質に大きく影響し，製造期間が長期になることでその変動を助長する
3) 分離・精製などの下工程の技術に乏しい
4) バッチごとに，製品における不純物（目的外の細胞）の混在割合が変化することがある．結果，その程度が大きい場合には，そのバッチでの製品すべてが不良品となり，ロットアウトする（従来の歩留まり生産とは異なり，生産損失が大きくなる）
5) 製品出荷後，病院などでの調製（外工程）を行うことが多く，移植までに品質が変動しやすい
6) 製造中，中間産物としての保存が困難であることが多く，連続した工程となる

自家の細胞培養移植の場合は，

7) Master cellが存在せず原料の質が変動しやすい
8) 無菌保証のない原料にて無菌製品の製造を行うこととなる
9) 生産スケールが患者に依存する，などの固有の特徴を有する

すうえでは，図2に示すように，細胞を含む生産物の不確定要素が多い（評価があいまいであることが多い）ため，細胞製造固有の変動を考慮する必要があり，固有の概念構築

第1章　再生医療の基礎知識

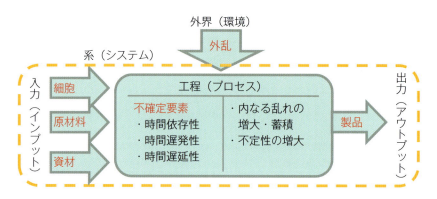

図2　細胞製造における変動原因（文献8）より改変引用）
細胞製造を行う系では，工程，入力，出力，外乱からなり，出力としての製品を製造する安定した工程の実現には，工程への入力，外乱，そして工程内の内なる乱れを考慮し達成する必要がある

が要求される．そこで，「細胞を用いた製造における種々の変動を考慮する際の製造設計の容易性」を細胞製造性（cell manufacturability）と定義し，細胞を用いた製造のための工程（プロセス：加工・反応・形成などを含む），入力（細胞・原材料・資材など），出力（細胞加工物など）からなる系（システム）と外界（環境）において出力の安定化，高効率化，低コスト化などを考慮し，製造の最適化を行うことが重要となる．

細胞製造性の観点から，工程の安定性を損なう変動として，①外界から系に対する外乱（extrinsic error，無菌環境など）由来の変動，②入力に対する細胞・原材料・資材由来の変動，③工程の内なる乱れ（intrinsic disorder，操作など）由来の変動（細胞製造固有の変動），④実用化に向けた変動（スケールアップなどの開発時から実生産までの入力および工程の柔軟性による変動）が挙げられる．

その際，原料であり製品である細胞は不確定要素を有し，細胞自ら細胞イベントを引き起こし逐次に状態が変化し（時間依存性），シグナル開始から表現型を提示するまでに時間がかかり（時間遅発性），目的細胞が得られたかの判定は，細胞イベントの実時間でなく検出してからの時間となる（時間遅延性）．よって，細胞特性および工程の連続性により内なる乱れが増大・累積し，不安定性が増大し，得られる細胞群が不均質かつロット間に変動が発生しやすくなると考えられる．

3 培養の特徴と継代培養

動物細胞の場合，生体から取り出されて初代培養により得た細胞を初代培養細胞とい

う．初代培養細胞は，生体内での細胞の性質が比較的よく保たれているが，細胞の純度，性質などがもとの生物の状態や実験条件に左右されるため，均一な条件を整えることが困難である．この正常初代培養細胞を長期間にわたって継代することにより体外で維持し，一定の安定した性質をもつに至った細胞を株化細胞と呼ぶ．腫瘍細胞も含め株化細胞を対象とした継代培養は，細胞特性を維持しつつ増幅させることを目的とする．一方，細胞治療・再生医療への適用を目指す細胞は，株化されていない細胞，いわゆる初代培養細胞であり，継代培養中に細胞の純度，性質などが変化するため，移植材としての質を管理することも重要であると考えられている[10]．

培養工程において滅菌することができない原料である細胞・組織を利用するため，無菌環境の維持が重要となり（無菌環境下における非滅菌原料の利用），さらに，すべての工程でクロスコンタミネーション（交叉感染）などのヒューマンエラーは許されない（エラーの低減）．培養容器内では，培養面に接着して増殖する足場依存性細胞の場合，多くは静置培養で通気操作も表面通気であり，培養容器内では気・液・固各相が存在する不均一系となる（3相の存在）．培養中は，接着，馴化，分裂，分化などの細胞イベントが存在する（個別時系列イベントの存在）．細胞分裂を繰り返すと細胞は遊走しながらコロニーを形成するため，容器内局所にて細胞密度の上昇が起こり，細胞同士で囲まれると分裂を停止する（接触阻害）．その結果，容器内に散在したコロニー内では，中心と周辺部で細胞の増殖能が異なり（空間的不均一性），細胞が培養面のほぼ全面を覆った時（コンフルエント状態），培養面から細胞を酵素処理などで剥離して再懸濁し，新たな培養容器に再播種する継代操作が必要となる．その際，1回の培養において，適度な播種密度と到達密度が要求され，増幅には多回の継代培養が不可欠となる（多回の回分操作と継代操作の必須性）．よって，小型培養容器から大型培養容器まで段階的に変化させるマルチスケールでの培養工程である（マルチスケールの要求）．

細胞挙動は，患者・採取部位ごとや継代培養を経るごとに異なる特性（細胞集団的不均一性）を有する．また，患部の大きさや状態は患者ごとで変わるために，個別の要求量に対応した生産スケジュールを立てる必要がある（生産スケールの変動）．したがって，培養状態の把握は不可欠で，情報取得方法について種々検討されているが，培養細胞の希少性よりサンプリングなどの侵襲的な手法によるモニタリングは避ける必要があり，非侵襲で，経時的に取得可能な細胞観察が有望な手段であると考えられている（非侵襲的モニタリング手法の利用）．

1 細胞挙動の特徴

正常初代培養細胞において，多くは培養面に接着して増殖する足場依存性細胞であり，接着・伸展の挙動は懸濁状態時に細胞表層が負電荷である細胞が沈降することで正電荷に

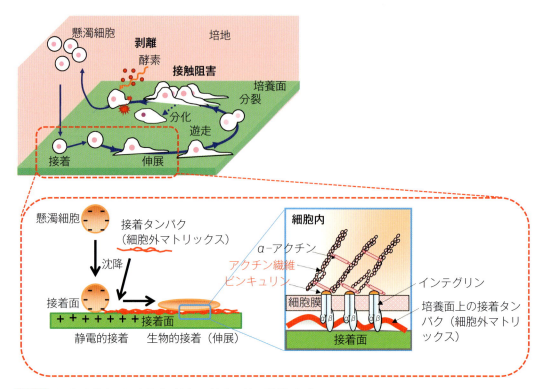

図3　継代培養中の細胞挙動（上）と接着・伸展機構（下）（文献10）より改変引用）
培養中の代表的な細胞挙動として，培養面上への接着，伸展，そして分裂・分化・接触阻害が挙げられる．継代培養中は接触阻害および分化を最小限にとどめるため，適切な時に酵素にて細胞を剥離し，新たな培養を開始する継代操作を行う

帯電した培養面上に静電的に接着する（図3）．同時に，培地中に含まれる接着タンパク〔フィブロネクチンなどの細胞外マトリックス（extracellular matrix：ECM）〕も培養面上に吸着されることで，細胞は細胞膜上のインテグリンを介した生物的接着が生じる．その際，細胞に応じて，あらかじめ培養面上にゼラチン，コラーゲンやラミニンなどの細胞外マトリックスをコーティングすることもある．インテグリンでの接着後，細胞膜内側では種々の裏打ちタンパクと細胞内骨格形成を伴った接着斑を構成し，細胞が安定し，遊走を開始する．浮遊している状態が長く続くと自然死（アポトーシス）が誘導されるため，迅速な細胞接着が必要とされる．

継代培養中における容器内の接着細胞濃度（培養面積当たりの細胞数）は，図4に示すように，細胞播種後，ゼロから接着することで急激に上昇し（接着期），その後，新たな培養環境への馴化（誘導期）を経て細胞分裂を活発に開始する（対数増殖期）．その後，細胞分裂を繰り返すと，接触阻害を生じ，細胞分裂頻度が低くなり，ある一定の細胞密度で増殖が停止する（静止期）．その際，コンフルエント状態の前に，培養面から細胞を酵

E. 再生医療における細胞製造と培養技術の重要性

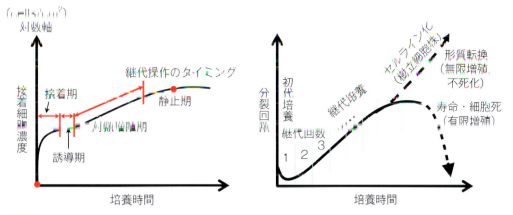

図4 継代培養における細胞増殖経過（左）と一連の継代培養における細胞分裂回数の変化（右）
（文献10）より改変引用）
継代培養中の接着細胞数変化は，細胞播種後，急激に増加する接着期・誘導期・対数増殖期・静止期からなる．一連の継代培養において，ある程度分裂回数を経ると細胞寿命により分裂回数の増加が止まり，細胞死により細胞数が減る．一部の細胞においては不死化が生じ，無限増殖する

素処理などにて剥離して再懸濁し，新たな培養容器に再播種すること（継代操作）が必要となる．正常な初代培養細胞の一連の継代培養においては，継代培養の回数を重ねるにつれて分裂回数が増加するが，ごく一部の無限増殖能の取得（不死化）の形質転換した株化細胞を除き，寿命などにより有限増殖を示し分裂が停止する．よって，細胞治療・再生医療を目指した細胞の調製には，数回の継代培養でとどめることが多い．

継代操作法は種々提案されているが，一般には培養面を緩衝液にて洗浄後，細胞剥離剤にて培養面上の細胞を剥離し，反応停止後，細胞懸濁液を回収し，遠心処理により上清を除去し，沈殿した細胞を新鮮培地で再懸濁後，再播種・再培養を開始するといった一連の操作により行われる（図5）．ここで緩衝液としては，2価陽イオンを含まないリン酸緩衝生理食塩水（PBS），細胞剥離剤にはエチレンジアミン四酢酸（EDTA）など2価カチオン除去のためのキレート剤とトリプシンなど酵素液が一般に使用され，トリプシンを含む細胞剥離液を使用する際には，反応停止剤として血清入り培地，またはトリプシンインヒビターなどで消化反応を停止させることが望ましいとされる．これらの一連の操作の手順や時間および薬剤の種類やその濃度は，目的とする細胞培養ごとに異なり，適した手順，調製が細胞製造の安定性を導く．

第1章 再生医療の基礎知識

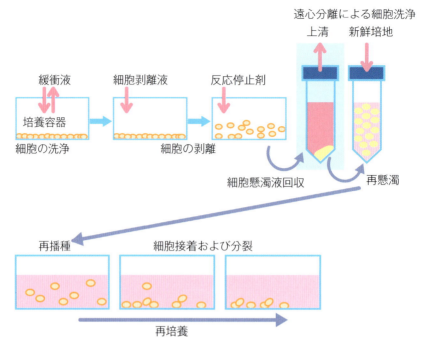

図5　一般的な継代操作（文献10）より改変引用）
継代操作においては，培養容器内の細胞が増えコンフルエント状態となる前に培地成分を取り除くため細胞を洗浄し，酵素剥離液にて細胞を剥離し，遠心分離により細胞洗浄，新たな容器へ細胞を播種し，培養を開始する

4 おわりに

　再生医療の発展と伴なって細胞培養技術が改めて重要視されることとなり，さまざまな道具が生み出されてきた．しかし，細胞レベル（mm），コロニー・集塊レベル（mm），組織・臓器（cm），人体レベル（m）のマルチスケールに対する道具については，依然不足している．また，2006年におけるマウスiPS細胞の創出以来，幹細胞研究が一層活性化され，現在ではその多様な分化能により，これまで増殖が困難であった細胞種の幹細胞からの大量分化が見込まれる．この技術は，これまで増殖能が低いために培養不可能であった心筋細胞，膵島細胞，網膜色素上皮（RPE）細胞，肝細胞などの大量調製を可能とし，これらの細胞由来の組織化を伴った再生医療への展開が期待されている．そのなかで，種々のレベルでの道具構築は幹細胞研究の進歩とともにより一層必要とされ，再生医療を支援する産業の発展の一端を担うと思われる．

文献

1) Rheinwald J, et al : Formation of a keratinizing epithelium in culture by a cloned cell line derived from a teratoma. *Cell* 6 : 317-330, 1975
2) Green H, et al : Growth of cultured human epidermal cells into multiple epithelia suitable for grafting. *Proc Nat Acad Sci USA* 76 : 5665-5668, 1979
3) Gallico GG 3rd, et al : Permanent coverage of large burn wounds with autologous cultured human epithelium. *N Engl J Med* 311 : 448-451, 1984
4) Langer R, et al : Tissue Engineering. *Science* 260 : 920-926, 1993
5) Okano T, et al : A novel recovery system for cultured cells using plasma-treated polystyrene dishes grafted with poly (N-isopropylacrylamide). *J Biomed Mater Res* 27 : 1243-1251, 1993
6) Nishida K, et al : Corneal reconstruction with tissue-engineered cell sheets composed of autologous oral mucosal epithelium. *N Engl J Med* 351 : 1187-1196, 2004
7) Sawa Y, et al : A tissue engineered myoblast sheets improved cardiac function enough to wean from LVAS in patients with DCM : report of a case. *Surg Today* 42 : 181-184, 2012
8) 紀ノ岡正博：再生医療におけるコトづくりと細胞製造性に基づくプロセス構築．化学工学 81：140-143, 2017
9) 紀ノ岡正博：再生医療における細胞培養に必要な環境とは．医機学 85：400-406, 2015
10) 紀ノ岡正博：細胞治療・再生医療における継代培養．菅原 隆：動物細胞培養の手法と細胞死・増殖不良・細胞異変を防止する技術．技術情報協会, 2014, pp13-19

第2章
再生医療の臨床応用

A. 神経系

1 脳梗塞の再生医療

本望　修

1 脳梗塞の社会に与える影響

　脳梗塞は，今日においても根本的な治療法は見いだされておらず，残存する神経機能障害の回復は極めて困難な疾患の1つである．日本全国で約30万人／年弱が新規に発症する国民病であり，その多くは死亡や重篤な後遺障害が残り，2025年には520万人の要介護者が推定されている．また，糖尿病，高血圧，高脂血症などを呈する脳梗塞予備軍は1,000万人以上にのぼり，高齢化の進む日本では，ますます増加していくことが予測される．脳梗塞による社会的負担は甚大で，年間医療費は約2兆円／年，社会的損失は約8兆円／年と試算されており，新しい治療方法の開発が望まれている．

2 先駆け審査指定制度の対象品目として指定

　われわれは，これまでの研究成果に基づき[1,2]，自己培養骨髄間葉系幹細胞を「医薬品，医療機器等の品質，有効性及び安全性の確保等に関する法律（薬機法）」下で一般医療化すべく，治験薬（自家骨髄間葉系幹細胞「STR01」）として医師主導治験を実施し，医薬品（再生医療等製品）として実用化することを試みている．脳梗塞は2013年2月に，脊髄損傷は2013年10月に治験届を提出し，医師主導治験を開始している[3]．

　「先駆け審査指定制度」とは，平成26年6月に厚生労働省がとりまとめた「先駆けパッケージ戦略」の重点施策や「日本再興戦略 改訂2014」を踏まえて導入したものであり，この制度は，対象疾患の重篤性など一定の要件を満たす画期的な医療機器，再生医療等製品について開発段階から対象品目に指定し，承認に関する相談・審査で優先的な取り扱いをすることで，承認審査の期間を短縮することを目的としたものである．通常の新医療機器の場合，12カ月を目標に審査を行っているところ，この制度を活用することで，審査期間の目標をこれまでの半分の6カ月に短縮することが可能になる．指定品目は，日本に

おける早期実用化により成長戦略に掲げるイノベーションの促進にもつながることが期待されている。

「STR01」は，2016年2月10日付で厚生労働省の再生医療等製品の先駆け審査指定制度の対象品目の指定を受け，早期の実用化が期待されている[4]．

3 医師主導治験

1 治験薬の概要

治験薬（STR01）の品質および安全性については，医薬品医療機器総合機構（PMDA）と相談しながら，薬機法に基づいて前臨床試験〔good laboratory practice（GLP試験）〕を実施して確認済みである．また，治験薬の製造は，薬機法に基づいて専用の細胞培養加工施設（CPC）で「医薬品及び医薬部外品の製造管理及び品質管理の基準（good manufacturing practice：GMP）」に基づいて製造している（実地調査済み）．治験薬の製造所は「札幌医科大学細胞プロセッシング施設」，成分は「自家骨髄間葉系幹細胞（剤型コード：注射剤C1）」，製造方法は「培養〔患者本人から採取した骨髄液中の間葉系幹細胞（MSC）を，自己血清を用いて培養したもの〕」，予定される効能または効果は「脳梗塞に伴う神経症候，日常生活動作（activities of daily living：ADL）障害，機能障害の改善（薬効分類コード：その他の生物学的製剤639）」である．

2 治験の概要

本医師主導治験（第3相，二重盲検無作為化試験，検証的試験）は，薬機法，ICH-GCP省令に基づいて実施し，今後，数年間をめどに薬事承認を受けることを目指して現在進行中であり，全国から参加者を募集している．治験の詳細は，札幌医科大学公式ホームページ上の専用ページ[3]に掲載済みである．また，日本医師会治験促進センター臨床試験登録システムに登録済みである（JMA-IIA00117）．

脳梗塞発症後，通常の急性期治療を終了した後，脳梗塞患者本人から少量の骨髄液を採取し，骨髄間葉系幹細胞を抽出・培養・増殖させ，亜急性期に経静脈的に点滴投与を行う．本技術の特徴は，患者本人の幹細胞を用いるため医学的・倫理的な問題が少なく，また，骨髄液の採取は局所麻酔で約10分程度で可能であり，投与は末梢静脈内に約30分程度の点滴を行うだけなため，患者の負担が極めて少ないことが挙げられる．

対象は，脳梗塞（ラクナ梗塞やテント下病変は除外）のmodified Rankin Scale（mRS）4～5の重症例のみとしている．年齢は20歳以上80歳未満，前項を含む4項目の適格基

準を満たし，16項目の除外基準のいずれにも該当しない患者を一次登録するが，その後も全身の精査を継続する．一次登録時の適格基準（**表1**）と除外基準（**表2**）の概要を示す．

　これらの基準を満たした場合，脳梗塞発症後40日以内に一次登録し，自己血清を用いてSTR01を2～3週間で約$1×10^8$個まで培養し，治験薬（細胞製剤およびプラセボ）を製造する．

　最終的に，治験薬が製造後品質検査で出荷判定基準を満たし，被験者の適格性も基準に合致していることを確認後，適応となった症例を二次登録し，実薬群とプラセボ群へランダム化二重盲検法で割り付ける．実薬もしくはプラセボの投与は，脳梗塞発症後60日（±14日以内）に末梢静脈内に30～60分かけて点滴静注を行う．評価は投与3カ月後に一般検査の他，画像診断学的検査（MRIなど）および臨床症状の評価〔national institutes of health stroke scale（NIHSS），mRS〕を行い，安全性と有効性の評価を行う．有効性の主要評価項目は，脳梗塞発症後150日目における脳梗塞発症後60日目からのmRSが1段階以上改善した症例の割合とする．主要評価項目を「mRSが1段階以上改善した症例の割合」としたのは，ADL改善の指標として適切と考えたためである．

　予想される成果として，この新しい医療は脳梗塞後の後遺障害を軽減し，患者の生活の質（quality of life：QOL）を向上させ，要介護度を改善させることで医学的・医療経済学的・社会的に多大に貢献するものと思われる．本治験は，薬機法下で医師主導治験（第3相，二重盲検無作為化試験，検証的試験）として実施するため，終了後，速やかに承認申請する予定である．再生医療における医薬品（生物製剤）としての実用化を目指すもので，わが国初であり，今後の再生医療の発展にも多大に貢献すると思われる．

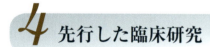

4 先行した臨床研究

1 概　要

　2007年，自己血清を用いて自己のMSCを培養し，病変がテント上であった脳梗塞患者12例を対象に静脈内投与を行い結果を集計した[1, 2]．症例は，脳梗塞急性期の一般的な治療が終了した後の亜急性期にエントリーした．脳梗塞の原因としては，national institute of neurological disorders and stroke（NINDS）Ⅲの分類のいずれでもかまわないとしたが，一般的な脳梗塞急性期の臨床研究に準じて小脳梗塞，脳幹梗塞などのテント下の梗塞は除外した．また，重症度に関しては，軽症例や極端な重症例は除外した（具体的には，mRSが3～5，かつJapan coma scaleが0～100の患者を対象とした）．

表1 適格基準

(1) 脳梗塞発症から20日をめどに転院できる
(2) MRI（またはCT）・MRA（または3D-CTAまたは脳血管造影検査）・心電図・胸部X線などで診断した天幕上（小脳，脳幹以外）のラツノ梗塞（NINDS-Ⅲ 1990）以外の脳梗塞
(3) modified Rankin Scale（mRS）のgrade 4と5に分類される
(4) 転院時の年齢が20歳以上80歳未満である

MRI：核磁気共鳴画像法，CT：コンピュータ断層撮影，MRA：磁気共鳴血管画像，3D-CTA：三次元脳血管造影，NINDS：National Institute of Neurological Disorders and Stroke

表2 除外基準

(1) 意識障害がJapan coma scaleのⅢ-200またはⅢ-300
(2) 初期スクリーニングでHBV, HCV, HIV, HTLV-1, 梅毒などの感染症を有している
(3) 末梢血球減少（白血球数＜2,000/μL，好中球数＜1,000/μL，ヘモグロビン＜10.0g/dL 血小板数＜10万/μL）
(4) 頭部MRI（またはCT）において中等度以上の無症候性病変，陳旧性病変，白質病変を認める
(5) 頭部MRIにおいて微小出血もしくは梗塞巣にヘモジデリン沈着が多数認められる
(6) 頭頚部MRA（または3D-CTAまたは脳血管撮影検査）において脳梗塞の責任血管の狭窄が70％以上である（ただし完全閉塞は除く），または，狭窄の程度に関係なく解離性である（ただし，改善した場合は除く）．再開通後においても同じ条件である
(7) 頭頚部MRA（または3D-CTAまたは脳血管撮影検査）において頭蓋内外の主要動脈の狭窄が70％以上である（ただし完全閉塞は除く）
(8) 頭頚部MRA（または3D-CTAまたは脳血管撮影検査）により動脈硬化性変化や石灰化が高度に認められる
(9) もやもや病や破裂または塞栓症を引き起こすリスクの高い脳動脈瘤などの血管病変を有する
(10) 重症の頭蓋内出血を有する
(11) 治験薬投与直前において治療を受けても血圧をコントロール（収縮期140 mmHg以下と拡張期90 mmHg以下）できないと予想される
(12) 以下の既往症がある方
悪性新生物（ただし，最終診断日より十分な期間があり，完治と判断される場合は可とする），重度の血液および造血器の疾患ならびに免疫機構の障害，重度の精神および行動の障害，重度の神経系の疾患，重度の先天奇形や変形，染色体異常
(13) ペニシリン，ストレプトマイシンに対するアレルギーおよびその他重篤なアレルギーの既往（ショック，アナフィラキシー様症状等）を有する
(14) 以下の疾患などにより，全身状態が不良である方
［例：内分泌代謝疾患，精神障害，神経系の疾患，循環器疾患（コントロール困難な心不全，中等度以上の弁膜症，コントロール困難で循環動態に影響を与える心房細動，薬物治療で消失が期待できない心房内血栓および心室内血栓，経皮的冠動脈インターベンションが12ヵ月以内に実施された心筋梗塞または狭心症の既往，その他重症の不整脈など），呼吸器系の疾患，消化器系の疾患，筋骨格系および結合組織の疾患，腎泌尿器・生殖器系疾患（維持透析等），外傷・中毒およびその他の外因の影響］
(15) 他の臨床試験に参加中，または細胞治療の既往がある方
(16) 妊婦，授乳婦，妊娠している可能性のある，または治験参加期間内に妊娠を計画している女性，あるいはパートナーの妊娠を希望する男性の方

全症例「評価委員会」で検討・承認を受けた後，血液内科専門医によって局所麻酔下にて腸骨より骨髄液を数 10 mL 採取し，専用の CPC にて 2～3 週間で目標の細胞数である約 1×10^8 個まで培養を行った．培養終了後，細胞をいったん凍結し，安全性と品質性の検査を行い合格したもののみ投与した．投与方法は，末梢静脈内に 30～60 分かけて点滴静注した（図 1）．症例の内訳は，男性 9 名・女性 3 名，年齢は 41～73 歳（59.2±8.2 歳），運動麻痺 12 名・失語症 5 名，それぞれ脳梗塞発症後 36～133 日に細胞移植を行った．評価は一般検査の他，画像診断学的検査（MRI）および臨床症状の評価（NIHSS, mRS）を行った．

結果の詳細はすでに原著[1]で報告しているが，NIHSS および mRS での評価において，移植によって回復スピードが統計学的に有意に加速されることが判明した．脳梗塞後のナチュラルコースとしての自然回復が緩慢になってくるこの時期において，症状改善がさらに加速される結果となった．

また，一般的には脳梗塞後の MRI（FLAIR）の経時的変化は 1 カ月程度で収束し，発作後 30 日の時点での高信号域が最終的な梗塞巣と極めて近いと報告されているが，本臨

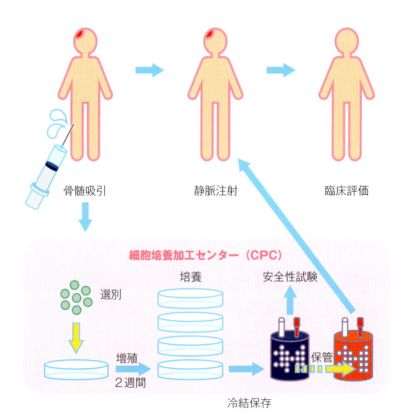

図1　自家骨髄間葉系幹細胞「STRO1」を注入する臨床研究の順序
脳梗塞後，各被験者から骨髄吸引液を採取し，CPC で選別・増殖・培養した．細胞を凍結し，検査に合格したもののみ静注し，臨床評価を実施した

床研究では，それよりさらに後の時点での移植にもかかわらず，MRI（FLAIR）における高信号域が移植を契機に統計学的に有意に減少することも判明した．

2 具体例

　自己培養骨髄MSC移植を実際に受けた脳梗塞患者の中で，代表的な2名の症例について興味深い経過を紹介する．

　一例目は，発症から2カ月後に自己培養骨髄MSC移植を受けた症例である．移植直前の上肢・手指機能は，Brunnstrom recovery testにおいて上肢・手指ともにstage Ⅰであった．移植1日後には手指がstage Ⅱに改善した．その後，治療後15日には上肢・手指がともにstage Ⅲに改善をみせ，発症1年後（治療10カ月後）では上肢・手指ともにstage Ⅳに改善した．さらに，治療後約1年ではstage Ⅵまで到達した．この症例では，発症後2カ月の間，弛緩性麻痺を呈していた上肢・手指が治療を契機に回復をみせ，1年後にはⅥまで回復し，日常生活で不自由なく使用している．

　次に，発症から1カ月後に自己培養骨髄MSC移植を受けた症例である．下肢・体幹機能は，移植直前でstage Ⅴ，麻痺側下肢での片脚立位保持はほぼ不可能な状態であった．移植1週間後には下肢がstage Ⅵに改善を示した．また，移植2週後に片脚立位保持時間は6秒の保持が可能になり，移植3カ月後には30秒以上の保持が可能になった．上肢機能は，移植直前で上肢がstage Ⅳ，手指がstage Ⅲ，握力は測定不能であった．移植1週間後には上肢がstage Ⅴ，手指がstage Ⅳ，握力5kgに改善を示した．移植3カ月後には手指がstage Ⅵとなり，握力も15kgに増加した．この症例も移植を契機に回復経過に変化を認めた．また，その変化は上肢・手指機能だけではなく，体幹や下肢機能にもみられた．

　このように，自己培養骨髄MSC移植を契機に，極めて早期から多段階的に，①上肢・手指機能の回復，②下肢・足指機能の回復，③体幹機能やバランス能力の回復，④治療直後の自動運動の出現，⑤痙縮（spasticity）の軽減，⑥言語機能や高次脳機能の改善などが認められた．さらに，骨髄間葉系幹細胞移植による改善は，従来みられる共同運動などの複合的な運動ではなく，単一関節運動のようにより細かい機能単位にも現れるので，四肢末梢の機能回復が期待される．

　本臨床研究において，われわれは自己培養骨髄MSC移植患者のリハビリテーションを通じて，これまで経験したことのない回復過程を目の当たりにした．回復が困難と予想される重度麻痺や手指などの巧緻性の高い動作にも期待でき，自己培養骨髄MSC移植に新たな脳梗塞治療やリハビリテーションの可能性を強く感じられた．

3 今後の検討事項

　今回の臨床研究の結果から，新たな検討事項も浮かび上がっている．自己培養骨髄MSC移植を受けた患者の機能回復は，必ずしも一般的な脳梗塞の回復過程に一致しないことがわかった．たとえば，自己培養骨髄MSC移植直後に四肢末梢の随意性が一段と改善した症例や完全弛緩性麻痺の上肢が改善した症例がみられた．自己培養骨髄MSC移植の効果は，ドナー細胞とホスト細胞の反応の総和と理解され，多彩な作用メカニズムが時間的にも空間的にも多段階に作用することが特徴である．よって，今回の臨床研究でみられたような従来の回復過程とは異なった回復を呈したと考えられる．このため，効果を評価する新たな指標の策定，リハビリテーションの介入方法，目標設定などさまざまな面で再検討が必要である．

　これまでの脳梗塞の評価方法は，自然回復でみられる機能回復の過程を観察して得られたデータをもとに作成されたものが多い．そのため，従来の過程とは異なる自己培養骨髄MSC移植による多彩な回復の評価には対応できないと思われ，治療メカニズムを考慮した指標の策定が必要と考えられる．自己培養骨髄MSC移植における回復は細かい運動単位での回復が期待でき，その回復過程をより詳細に評価できる方法を作成していく必要がある．その際，三次元動作解析装置などを用いて得られる客観的なデータを用いるのも1つの方法だと考えている．しかし将来的には，その評価方法は特別な機器を使用するのではなく，簡便に行えるものでなければならない．

　一方，リハビリテーションの介入方法においても，自己培養骨髄MSC移植の治療効果をより高めるためには，その戦略の再考が必要と考えられる．治療直後から数カ月〜1年以上にわたって神経再生が起こり，ドナー細胞の神経細胞への分化や宿主細胞の活性化が続き，神経回路の再構築が起こる（図2）．神経回路の再構築をいかに有効的で効率的に促進させるかが，自己培養骨髄MSC移植におけるリハビリテーションの重要な役割になると思われる．神経回路の再構築にどのような方法が最適であるかを，既存の手法や新たな手法なども取り入れて検討していく必要がある．目的とした神経回路を正確に賦活し，使用回数を増やすことが重要となり，運動方法と運動回数・頻度がポイントになってくると考えられる．

　さらに，リハビリテーション全体における目標設定も変化することが予想される．今までの目標設定は，「障害された脳の再生は困難」という考えのもと自宅や職場復帰を目指すという考え方であり，関節拘縮や廃用症候群を予防しながら，残存機能を最大限に活用し，足りない機能は補装具などで補い，ADLの獲得を図っていくというものである．より高い目標を達成するには，残存機能の程度が大きく影響してくる．しかし，自己培養骨髄MSC移植による再生医療はこの考えを根幹から覆す治療方法であり，この新たな治療

A. 神経系 1. 脳梗塞の再生医療

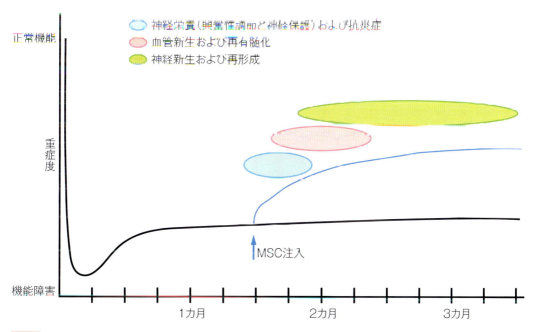

図2 脳梗塞における骨髄間葉系幹細胞の静脈内投与後の潜在的な治療機構
黒い線は脳梗塞後の自発的回復曲線を示し、青い線は間葉系幹細胞（MSC）注入（青い矢印）後の機能の回復の増加を示している．機能の早期改善は、興奮性を調節し、神経保護および抗炎症応答を与えることから生じる．回復の中間段階は、血管新生および再有髄化であり、神経再生および軸索伸長は回復の後期段階に寄与する

の確立に伴い、リハビリテーションの戦略も抜本的に変化していくと予想できる．骨髄間葉系幹細胞移植では、さらなる四肢・体幹の機能障害の改善が期待でき、より高いレベルでの目標設定や目標達成率の向上が期待できる．

5 脊髄損傷への適応拡大

　脳梗塞を対象として実施している医師主導治験の治験薬「STR01」は、われわれが行ってきたこれまでの長年にわたる基礎研究の結果、脊髄損傷にも治療効果が期待されることから[5]、同治験薬の適応疾患を脊髄損傷に拡大するべく、2013年10月に治験届を提出、医師主導治験を実施し、2018年夏頃に承認申請の予定である．詳細は、本学公式ホームページ上の専用ページに掲載している．

文献
1) Honmou, O, et al : Intravenous administration of auto serum-expanded autologous mesenchymal stem cells derived from bone marrow into stroke patients. *Brain* 134 : 1790-1807, 2011
2) Honmou O, et al : Mesenchymal stem cells : therapeutic outlook for stroke. *Trends Mol Med* 18 : 292

-297, 2012
3) 札幌医科大学病院:再生医療治験のお知らせ. http://web.sapmed.ac.jp/saisei/index.php〔Accessed 2018 Jan〕
4) 厚生労働省:「先駆け審査指定制度」に基づき,医療機器及び再生医療等製品を指定. http://www.mhlw.go.jp/stf/houdou/0000111934.html〔Accessed 2018 Jan〕
5) Osaka M, Honmou O, et al : Intravenous administration of mesenchymal stem cells derived from bone marrow after contusive spinal cord injury improves functional outcome. *Brain Res* 1343 : 226-235, 2010〔Accessed 2018 Jan〕

A. 神経系

2 脊髄損傷の再生医療

髙橋信也，光原崇文，末田泰二郎

1 病 態

　脊髄損傷とは，主として物理的外力で脊髄が損傷を受けた病態である．交通事故や高所転落の事故により発生することが多く，転倒や重量物などの下敷き，スポーツ外傷などの場合もある．これらを外傷性脊髄損傷と呼び，それ以外のものを非外傷性脊髄損傷と呼ぶ．非外傷性のものには，腫瘍性や炎症性，虚血性，脊髄空洞症（指定難病）などがある．腫瘍性の場合，原発性は少なく，ほとんどは転移性腫瘍である．虚血性は，胸部および胸腹部大動脈手術に関連するものが多い．肋間動脈を犠牲にすることによるアダムキーヴィッツ動脈を含む前脊髄動脈から脊髄への血流の減少，虚血再灌流による障害などがその機序として考えられている．しかしながら，脊髄を栄養する血管は肋間動脈だけなく，椎骨動脈系あるいは内腸骨動脈系もあり，非常に複雑な側副血行路によるネットワークを作成しているため，肋間動脈を閉塞したからといってすぐさま虚血に陥るわけではない（collateral network concept）[1]．また，症状は虚血発生直後だけではなく，しばらく（数日〜数週間）経過したのちに発症することもある（遅発性対麻痺）．これらのさまざまな病態の結果として，脳から脊髄を経由する末梢神経および組織・臓器への出力および末梢から脳への入力が分断される．その症状は，損傷する脊髄のレベルと横断面でみた損傷部位により変化する．アメリカ脊髄損傷協会（American spinal injury association：ASIA）のASIA分類が重症度の分類として使用されることが多い（**表1**）[2]．症状は，障害される脊髄レベルに関連し，基本的に障害部位よりも下位の症状を呈する．上肢および下肢の弛緩性・痙性麻痺，知覚麻痺，自律神経障害，膀胱直腸障害，消化管蠕動障害，呼吸障害などが発生する．

　損傷部位の病理像はその主病態によって異なる．外力による損傷では急性期には炎症性変化を認め，慢性期には脊髄の空洞化および瘢痕化を引き起こす．腫瘍による損傷では，腫瘍性病変による脊髄の圧排，変性壊死を認める．虚血性および梗塞では，組織の変性を認め，虚血再灌流に伴い変化する．前脊髄動脈の血流遮断による虚血性変化の場合は，脊

表1 アメリカ脊髄損傷協会（ASIA）分類 （文献2）より引用）

A	完全：S4〜S5の知覚・運動ともに完全麻痺
B	不全：S4〜S5を含む神経学的レベルより下位に知覚機能のみ残存
C	不全：神経学的レベルより下位に運動機能は残存しているが，主要筋群の半分以上が筋力3未満
D	不全：神経学的レベルより下位に運動機能は残存しており，主要筋群の少なくとも半分以上が筋力3以上
E	正常：運動・知覚ともに正常

髄前角の運動神経に特にその変化が現れる場合がある．また，遅発性に病態が進行することがあり，神経細胞のアポトーシスが関与している可能性が高いと考えられている．異なる病態と経時的変化を来す病変を一括にして論ずることはできないが，これらのうち本項では，筆者らが研究をしてきた物理的外力による損傷および虚血再灌流障害による損傷を中心に述べる．

再生医療の効果・臨床応用

　脊髄損傷に対する治療法はいまだ確立しておらず，成績の向上は麻痺の増悪を予防する外科的治療と超急性期からのリハビリテーションに負うところが大きく，脊髄損傷自体の治療が進んでいるとはいえない．有効性が報告されたステロイド大量療法は，その神経学的改善を認めず，合併症が多いことから疑問視されて今日に至っている[3]．

　種々の幹細胞を利用した研究により，脊髄の再生医療の可能性が示されている．神経幹細胞（neural stem cell）やES細胞，骨髄間葉系幹細胞，iPS細胞を用いた幹細胞移植の有効性が報告されている[4〜6]．岡野ら[7]のグループでは，マーモセット脊髄損傷モデルに対して，神経幹細胞を投与する研究を行った．脊髄損傷は，頸椎レベルでの脊髄の圧挫を行い作成し，9日後にヒト神経幹細胞を移植した．細胞移植群において，運動機能の改善，投与した幹細胞の脊髄組織内での神経細胞，アストロサイト，オリゴデンドロサイトへの分化を認め，脊髄組織の空洞がsham群と比較して小さかった．ヒトにより近い種で神経幹細胞移植の効果を示した例である．

　iPS細胞を用いた脊髄損傷に対する再生に関する論文は多数報告がある[6]．種々の細胞ソースより作成されたiPS細胞が，脊髄損傷モデルにおいて神経前駆細胞，神経堤細胞，神経細胞，オリゴデンドロサイト，アストロサイト，間質細胞に分化することが報告されている．iPS細胞により脊髄損傷部位の再生と修復が得られる可能性があり，それは投与したiPS細胞が変性・壊死した細胞を置換し，栄養因子として働くことで効果を発揮すると考えられている．iPS細胞の投与時期と投与時の分化度の問題から，現状では，脊髄損

傷に対して自己のiPS細胞を使用するため慢性期での投与しかできず，至適投与時期と考えられる数週間以内で投与するためには他人のiPS細胞を使用する必要があり，移植免疫を含めた管理が必要になると考えられる．また，ある程度分化した細胞を移植したとしてもがん化の可能性は否定できず，今後の検討課題である．現時点において，臨床研究まで至っているが，いまだ治療可能とはいえない状況である．

1 脊髄損傷に対するMSCによる神経再生

　MSCは採取が容易であり，自家組織での移植が可能であることから，臨床応用に非常に適している．しかしながら，すでにいくつかの臨床研究が行われて報告[8]されているが，十分な結果が得られていないため，MSCの作用メカニズムに関しての研究が進む必要がある．われわれもMSCを使用した脊髄損傷に対する治療を研究している．

　Mitsuharaら[5]は，微小重力（MG）環境下で培養したラットMSCをラット脊髄損傷モデルに投与する実験系での成果を報告した．5週齢のラットの大腿骨より採取したMSCを継代培養した．通常重力（1G）で7日間培養したMSCを投与した群（1G群）とGravite®を使用して7日間培養したMSCを投与した群〔MG（microgravity）群〕およびリン酸緩衝生理食塩水（phosphate buffered saline：PBS）投与群（PBS群）での比較検討を行った．モデルは，全身麻酔下に背部より脊髄L1レベルを露出し，weight drop method（重錘落下法）により脊髄損傷を発生させ，直後に1G/MGで培養したMSCあるいはPBSを投与した．MGで培養したMSCは，1Gで培養したMSCに比べ小型で球形の細胞が多く，Oct-4とCXCR4のmRNAの発現が強くみられ，NGF（神経成長因子），BDNF（脳由来神経栄養因子）には両群で差はみられなかった（**図1a**）．免疫染色ではMGで培養した細胞でCXCR4陽性率が有意に高かった（**図1b**）．移植後のラットの運動機能の変化は，MG群で他の2群と比較し有意な改善を認めた．脊髄損傷21日後のHE（ヘマトキシリン・エオシン）染色では，3群ともに脊髄後索から中心部の損傷と組織の空洞化が観察された（**図2a〜c**）．空洞面積率はMG群で有意に小さかった．細胞移植をした1G群とMG群では，脊髄損傷部周囲にPKH26陽性の移植細胞が観察され，MG群で有意に多数の移植細胞が集積していた．移植細胞にてNF-HおよびGFAPの発現を認めた．脊髄損傷領域の周囲および周辺部において，MG群ではBax陽性率が他の2群より有意に低く，Survivin陽性率はPBS群と比較して有意に高かった．また，運動機能の比較では，BBB（Basso-Beattie-Bresnahan）スケールおよび傾斜板（inclined plane）テストにおいて，MG群では1G群およびPBS群よりも下肢運動機能の回復が術後3〜4日目以降より有意に良好であることが示された（**図2d, e**）．これらの結果より，①微小重力環境下での培養は，MSCの未分化性を維持し細胞遊走能を促進する可能性，②MG群では，MSC移植による局所での直接的な神経組織への分化とともに神経保護効果によ

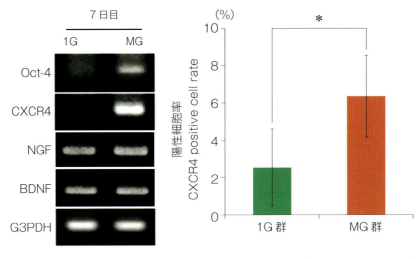

a. 培養細胞のmRNA発現（RT-PCR）　　b. CXCR4陽性細胞率（免疫染色）

図1 移植細胞における微小重力の効果（文献5）より引用）
a. 培養7日目のOct-4とCXCR4, NGF, BDNFのmRNAの発現．Oct-4とCXCR4の発現は微小重力で培養した細胞のほうが，1Gで培養した細胞よりも発現が強かった
b. 免疫染色にて細胞数を計測．培養7日目にCXCR4陽性率が，微小重力で培養した細胞のほうが1Gで培養した細胞よりも高かった（n=5, $P<0.01$）

りアポトーシスを抑制し，神経組織の二次的損傷抑制を促進する可能性が示唆された．

2 虚血再灌流障害に対するMSCによる治療

1）腹部大動脈遮断モデルにおける虚血再灌流障害に対するMSCによる治療

　虚血あるいは虚血再灌障害よる脊髄損傷に対するMSCの効果を示す論文は，まだ非常に少ない．Shi[9]らは，ウサギ腹部大動脈遮断による脊髄虚血モデルを用いて，虚血再灌流の前，24時間後，48時間後にMSCを投与した．虚血再灌流前あるいは24時間後のMSC投与群は，非投与群と比較して有意に下肢運動機能が良好であった．また，28日目に採取した脊髄の組織学的検索により，脊髄運動神経細胞数の減少が抑制され，障害された脊髄灰白質でのcapillary density（毛細血管密度）および新生血管数が高値を示した．MSCを投与することにより神経細胞数の減少が抑制され，血管新生を促進し，神経保護に働いていると考えられた．一方，虚血再灌流48時間後にMSCを投与した場合は，運動機能低下はMSC非投与群と差はなく神経細胞数も減少しており，効果がないことを示した．このことは，虚血再灌流に対する再生医療を行う場合は，虚血再灌流前あるいは灌流後早期に発生している事象に対してのMSCの投与が必要であることを示唆する．
　Yinら[10]は，ラット腹部大動脈遮断による脊髄虚血モデルを作成し，虚血1時間およ

A. 神経系 2. 脊髄損傷の再生医療

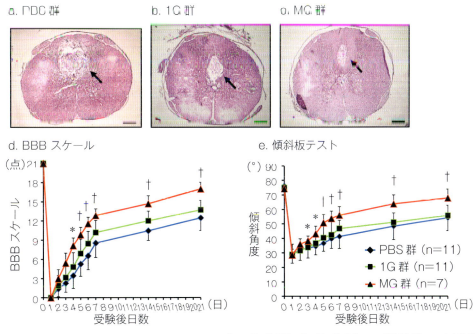

図2　脊髄損傷後の空洞形成と運動機能の回復（文献5）より引用）

a～c. 脊髄損傷後21日目の脊髄断面．空洞形成の大きさは，PBS群と比較して1G群，MG群で小さい（ラット，HE染色，スケール＝300 μm）

d, e. 脊髄損傷後21日目までの運動機能評価．BBBスケール（d）では，受傷後5～21日目まで，MG群が有意に1G群およびPBS群よりも良好であった（$P<0.01$）．傾斜板テスト（e）では，受傷後5～21日目まで，MG群が有意に1G群およびPBS群よりも傾斜角が急であった（$P<0.01$）

び24時間後にMSCを投与した．その結果，術後4日目以降での下肢運動機能の改善を認めた．また7日目での免疫組織学的検索により，MSC投与群において非投与群と比較してTUNEL染色陽性細胞数が少なく，CASP3の発現が抑制され，neurofilament-Hの発現の増強を認め，免疫蛍光染色にて，BAX/BCL-2が有意に低値を示した．さらに，CM-DiIにて標識したMSCの投与により，脊髄組織内にてCM-DiI陽性細胞がGFAPあるいはMAP2を発現していることを示した．これらの結果から，MSCに虚血再灌流障害によるアポトーシスの抑制効果があり，MSCの神経およびアストロサイトへの分化を示すとした．

2) 胸部大動脈遮断モデルにおける虚血再灌流障害に対するMSCによる治療

筆者ら[11]は，以前より大動脈遮断による脊髄虚血モデルを使用した研究を行っている．胸部大動脈をバルーン閉塞することにより得られるラット脊髄虚血モデル（両下肢不全麻痺モデル）に対し，MSCを動脈内投与する実験系を作成し，有効なMSCの投与のタイミングと投与の方法，そしてその作用機序に関して，幹細胞から放出される神経栄養因子

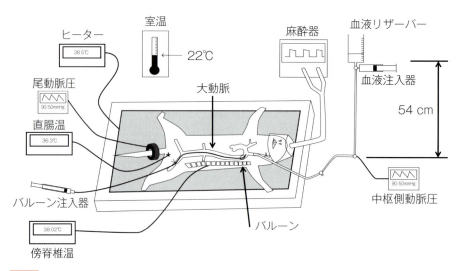

図3 虚血再灌流障害実験のシェーマ （文献12）より引用）
左大腿動脈より挿入したバルーンにて，左鎖骨下動脈遠位の大動脈を遮断して脊髄虚血を発生させた．その際，頚動脈よりリザーバーに瀉血を行い中枢圧をコントロールし，遮断解除後に返血した

および神経細胞のアポトーシスに関する検討を行った[12]．

SDラット（400～500 g）を用いて，全身麻酔下にバルーンによる胸部大動脈遮断を8分間行うことにより虚血再灌流障害モデルを作成した（図3）．術後に頚動脈より大動脈内に向けてMSC（$1×10^7$個）を投与した群（MSC群），PBSを投与した群（PBS群）と大動脈遮断していないsham群の3群での運動機能および組織学的検討，real-time PCR法による遺伝子解析を行った．運動機能はBBBスケールにて，術後24時間の時点で有意にMSC群での点数が高かった（図4a）．またinclined planeテストにて，MSC群にて有意に傾斜が急であった（図4b）．術後24時間での脊髄の組織学的検討では，脊髄前角の神経細胞数自体は3群で変わらないものの，TUNEL染色にてPSB群でMSC群およびsham群と比較して，有意に染色される細胞数が多かった（図5，表2）．Real-time PCR法にて脊髄でのアポトーシス関連遺伝子（Bax，Bcl-2）およびTnf-α，TNF受容体1型の発現について解析したところ，Bax/Bcl-2比は有意にPBS群で高く，またTNF受容体1型の発現もPBS群において高かった（図6）．以上のような結果から，脊髄の虚血再灌流後に動脈より投与したMSCは脊髄保護的に作用し，その作用機序としてアポトーシスの抑制が関与していることが示唆された．

虚血再灌流障害に対する幹細胞による治療の研究は，脊髄損傷に対する研究と比較して，未開の部分が多く，脊髄損傷とは異なるメカニズムであるゆえに個別に研究が進められる必要がある．

A. 神経系　2. 脊髄損傷の再生医療

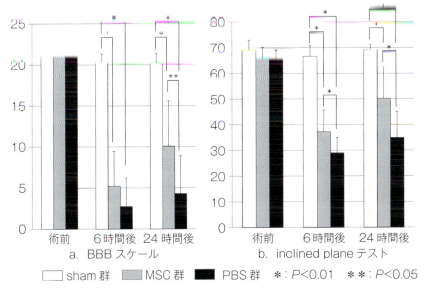

■図4　**運動機能検査**（文献12）より引用）
a. BBBスケールでは，術後24時間でMSC群のほうがPBS群よりも点数が高かった（P<0.05）
b 傾斜板テストでは，術後6時間よりMSC群のほうがPBS群よりも傾斜角が急であった（P<0.01）

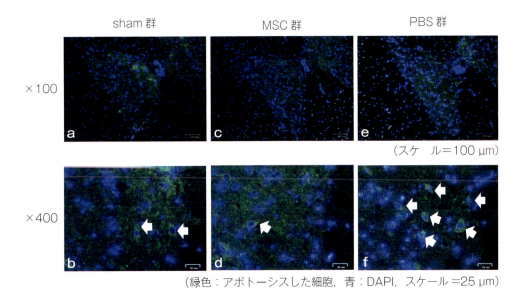

（緑色：アポトーシスした細胞，青：DAPI，スケール＝25μm）

■図5　**TUNEL染色（蛍光抗体法）**（文献12）より引用）
第4腰椎レベルの脊髄断面のTUNEL染色．弱拡大（a,c,e）および脊髄前角の強拡大（b,d,f）．sham群およびMSC群ではTUNEL陽性運動神経細胞はほとんど認められないが（b,d 矢印），PBS群では多数認める（f，矢印）

第9章　再生医療の臨床応用

第2章 再生医療の臨床応用

表2 TUNEL陽性および陰性細胞数

	sham	MSC	PBS	p値
全細胞数（n）	13.8±1.0	14.0±0.8	14.5±1.7	0.8
TUNEL陽性細胞数（n）	0.5±1.0	1.8±2.4	6.8±1.7 *#	0.0253
TUNEL陰性細胞数（n）	13.0±0.8	12.3±3.1	7.8±3.0 *	0.0563
TUNEL陽性細胞率（%）	5.3±6.5	13.2±18.2	47.6±15.8 *#	0.0306

＊：$P < 0.05$ vs sham, ＃：$P < 0.05$ vs MSC group

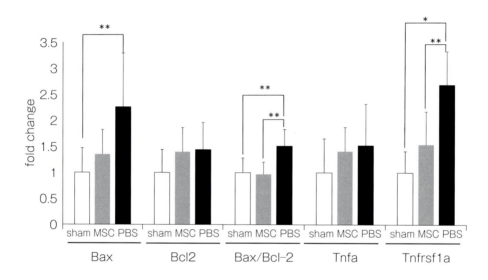

shamを1とする　＊：$P<0.01$　＊＊：$P<0.05$

図6 アポトーシス関連因子および炎症関連因子の発現（文献12）より引用）
術後24時間の脊髄組織のreal-time PCR. Baxの発現はsham群よりもPBS群に有意に高かった（$P<0.05$）. Bax/Bcl-2比は、sham群およびMSC群よりもPBS群で有意に高かった（$P<0.05$）. Tnfrsf1aの発現は、sham群およびMSC群よりもPBS群で有意に高かった（sham群，$P<0.01$；MSC群，$P<0.05$）

3 今後の展望

　脊髄損傷に対する再生医療は，今まさに下肢運動機能を回復させるという目標に向かっている．また，脊髄損傷の急性期および慢性期での再生医療の寄与するメカニズムはまったく異なると考えられ，それぞれに対する治療戦略を確立していく必要があり，それぞれの病態に対する研究が進められる必要がある．現在進められている臨床治験を含めて，

MSCの作用メカニズムの解明が必要とされている．また，生物学的かつ感染症などの活性の問題も含めて，安全でかつ大量に準備できる細胞の供給源として何を用いるかも検討する必要がある．脊髄虚血においても，下肢運動機能回復までの結果は出ていないものの早期治療がより効果的なことが示されており，周術期管理としてのMSC投与を可能とするセルバンクの確立など全体を見据えた治療戦略と機構の確立が必要となる可能性が高い．脊髄損傷の再生医療による治療に対する期待は非常に高いが，基礎研究と臨床治験の両方の面から着実に前進させていく必要がある．

文 献

1) Etz CD, et al: Contemporary spinal cord protection during thoracic and thoracoabdominal aortic surgery and endovascular aortic repair: a position paper of the vascular domain of the European Association for Cardio-Thoracic Surgery†. *Eur J Cardiothorac Surg* 47 : 943-957, 2015
2) Kirshblum SC, et al: International standards for neurological classification of spinal cord injury (revised 2011). *J Spinal Cord Med* 34 : 535-54, 2011
3) Ito Y, Sugimoto Y, et al : Does high dose methylprednisolone sodium succinate really improve neurological status in patient with acute cervical cord injury?: a prospective study about neurological recovery and early complications. *Spine*（*Phila Pa 1976*）34 : 2121-212, 2009
4) Ogawa Y, et al: Transplantation of in vitro-expanded fetal neural progenitor cells results in neurogenesis and functional recovery after spinal cord contusion injury in adult rats. *J Neurosci Res* 69 : 925-933, 2002
5) Mitsuhara T, et al: Simulated microgravity facilitates cell migration and neuroprotection after bone marrow stromal cell transplantation in spinal cord injury. *Stem Cell Res Ther* 4 : 35, 2013
6) Khazaei M, et al: Induced Pluripotent Stem Cells for Traumatic Spinal Cord Injury. *Front Cell Dev Biol* 4 : 152,2017
7) Iwanami A, et al: Transplantation of human neural stem cells for spinal cord injury in primates. *J Neurosci Res* 80 : 182-190, 2005
8) Park HC, et al: Treatment of complete spinal cord injury patients by autologous bone marrow cell transplantation and administration of granulocyte-macrophage colony stimulating factor. *Tissue Eng* 11 : 913-922, 2005
9) Shi E, et al: Therapeutic benefit of intrathecal injection of marrow stromal cells on ischemia-injured spinal cord. *Ann Thorac Surg* 83 : 1484-1490, 2007
10) Yin F, et al: Transplantation of mesenchymal stem cells exerts anti-apoptotic effects in adult rats after spinal cord ischemia-reperfusion injury. *Brain Res* 1561 : 1-10, 2014
11) Takahashi S, et al: Trehalose protects against spinal cord ischemia in rabbits. *J Vasc Surg* 60 : 490-496, 2014
12) Takahashi S, et al: Mesenchymal stem cell-based therapy improves lower limb movement after spinal cord ischemia in rats. *Ann Thorac Surg*, 2018 Jan 11. in press.

A. 神経系

3 パーキンソン病の再生医療

土井大輔, 髙橋　淳

1 病　態

　パーキンソン病（Parkinson's disease：PD）は，中脳黒質に存在するドパミン神経細胞が進行性に変性脱落し，運動緩慢・振戦・筋強剛を中心とした運動症状を呈する神経変性疾患である．2014（平成 26）年の患者統計では，国内に約 16.3 万人の患者がおり[1]，人口の高齢化に伴い患者数は増加傾向にある．要介護状態となった人の原因疾患では，パーキンソン病は 4.2%（第 6 位）を占め，単独の疾患としては最多である．患者の多くは明らかな遺伝的背景をもたない孤発性パーキンソン病であるが，10% 程度は遺伝子変異が特定された家族性パーキンソン病である．

　パーキンソン病の初期治療には薬物療法が行われる（図 1）．初期には L-ドパ，ドパミンアゴニストなどの薬物療法が有効であるが，薬物療法が長期間になると薬効の減弱や日内変動，不随意運動（ジスキネジア）などの副作用を生じコントロール困難となるため，患者の QOL は著しく低下する．この場合，外科治療として脳深部刺激療法（deep brain stimulation：DBS）が行われ，効果が認められている．ただ，薬物療法，外科的治療のいずれもパーキンソン病の病態であるドパミン神経の脱落を止めることはできないため，長期間にわたり症状をコントロールすることは困難である．

　細胞移植治療はこのような背景から，「ドパミン神経細胞を補充する」という，より根治的な治療として研究されてきた．ドパミン神経は，投射先である線条体に移植され，局所でのドパミン放出が期待される．また，ドパミン神経終末に存在するドパミン顆粒やドパミントランスポーターによって線条体でのドパミン量を調節することが可能である．また，中脳黒質のドパミン神経が健常時と比較して約 25% 程度になると運動症状が出現するといわれているが，L-ドパが効果を発揮するには体内で L-ドパをドパミンに変換する必要があり，それにはドパミン神経が必要であることから，細胞移植治療には薬物療法の上乗せ効果も期待される．

A. 神経系　3. パーキンソン病の再生医療

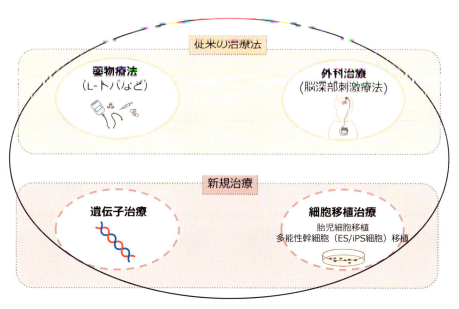

図1　パーキンソン病の治療法
パーキンソン病治療の第一選択は薬物療法である．薬物療法が困難になってくると，症例によっては脳深部刺激療法が選択されるが，根治的治療は存在せず，症状は緩徐に進行する．
一方で新しい治療として，遺伝子治療や細胞移植治療が挙げられる．細胞移植治療には，移植細胞のソースとして，胎児中脳細胞や多能性幹細胞の可能性がある．
これらの新規治療と既存の薬物療法を組み合わせることで，薬物療法の上乗せ効果も期待される

2　再生医療の効果・臨床応用

1　胎児細胞移植

　1980年代後半から，欧米でドパミン神経細胞を含む胎児の中脳組織を移植する胎児細胞移植の臨床研究が約400例行われてきた．症例によっては著効する例も報告され期待された治療であったが，米国で行われた二重盲検試験では60歳以下の症例や軽症例では有効性が示されたものの，全体での有効性は示されなかった．さらに，移植片によりジスキネジアを生じる例が約半数にみられたため，現在では一般的な治療としては行われていない[2,3]．

　2000年代になり，胎児細胞移植例の剖検例や長期成績が報告されるようになった．移植片の一部にはパーキンソン病の特徴的な病理変化であるレビー小体が観察され，移植片にもパーキンソン病の影響がみられたという報告もあるが，移植後10年以上経過しても移植片は患者脳内で生着しており，PET（positron emission tomography）などの機能画

像検査の結果から機能していると考えられる[4~6]．また，移植後に内服治療から完全に離脱できた症例も報告されている．これらの長期成績や二重盲検試験の結果をもとに，2015年から新しい胎児細胞移植治療の多施設臨床試験がヨーロッパで開始された．以前の二重盲検試験は，使用された胎児細胞の質が不均一であり，対象患者も施設間でばらついていたなどの問題が指摘されたため，手術適応や胎児細胞の調製方法，周術期管理などを厳密に定め，胎児細胞移植治療の有効性を評価する予定である．

2 多能性幹細胞を用いた細胞移植治療

一方で，胎児細胞移植治療ではドナー細胞の供給が困難という根本的な問題があり，一般的な治療として普及しにくいと考えられる．このため，胎児細胞の代わりとなる移植細胞として，ES細胞やiPS細胞といった多能性幹細胞が注目されてきた．これらの細胞は高い増殖能を有し，ほぼすべての体細胞に分化する多能性をもっている．iPS細胞は，ES細胞で問題となる受精卵の使用という倫理的問題を解決できること，自分の体細胞から作製したiPS細胞を分化誘導して使用する自家移植が可能であることから，より有力な移植細胞の候補として研究されてきた．

ES/iPS細胞を細胞移植治療に用いる場合，まずES/iPS細胞を増殖させた後に目的とするドパミン神経細胞に分化誘導する必要がある．ES/iPS細胞からドパミン神経細胞を分化誘導する方法は，これまでにさまざまな方法が世界中で研究・開発されてきた．現在主流となっている方法は，骨形成タンパク（bone morphogene protein：BMP）シグナル，TGF-βシグナルの阻害剤を用いた神経分化誘導に，Shh（ソニック・ヘッジホッグ），Wnt活性化剤，FGF-8などを用いて中脳ドパミン神経の発生母地である神経管中脳腹側のfloor plate（底板）の細胞を分化誘導する方法である．この方法で，効率よく中脳型のドパミン神経細胞が得られるようになり，ES/iPS細胞由来のドパミン神経細胞がパーキンソン病モデルラットの運動機能を改善することが示されている[7]．

3 多能性幹細胞由来のドパミン神経前駆細胞の分化誘導

われわれの研究グループでは，パーキンソン病に対するiPS細胞を用いた細胞移植治療の臨床応用を目指しており，臨床で使用可能な分化誘導方法の研究を行ってきた．ヒトiPS細胞はもともとマウスの線維芽細胞で構成されるフィーダー上で培養する必要があり，分化誘導にもマウス肉腫由来の細胞外基質が用いられていたが，細胞外基質として合成ラミニンを細胞培養に用いることで，動物由来因子を排除した方法でiPS細胞の培養や分化誘導が可能となった[8]．また，もともとiPS細胞は高い増殖能をもち，iPS細胞から分化誘導した細胞集団は分化の程度や方向性が均一でないヘテロな細胞集団であるため，未分化iPS細胞や未分化な神経幹細胞が移植されると脳内で腫瘍化する可能性がある．

A. 神経系 3. パーキンソン病の再生医療

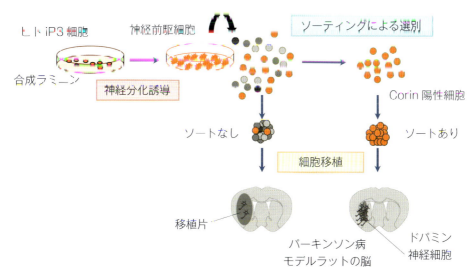

図2 表面抗原Corinによるセルソーティングを用いたドパミン神経前駆細胞の細胞移植
（文献9）より改変引用）

iPS細胞から分化誘導された細胞はヘテロな細胞集団である．必要な細胞のみを選別するため，抗Corin抗体を用いたセルソーティングを行い，ドパミン神経前駆細胞を濃縮した．
得られた細胞をパーキンソン病モデルラットに移植したところ，ソーティングを行った群では移植片は増大せず均一であり，生着したドパミン神経細胞数は有意に多かった．
セルソーティングによってドパミン神経前駆細胞を濃縮することにより，細胞移植治療の有効性と安全性がより高まることが示された

　移植に必要な細胞を選別し不要な細胞を除外するために，細胞表面抗原を用いてセルソーティング（目的細胞の分取）を行い，ドパミン神経前駆細胞を濃縮する方法を開発した[9]（**図2**）．合成ラミニン上で大量培養したiPS細胞から前述した方法で分化誘導を行い，胎生期神経管のfloor plateで発現する表面抗原Corinに対する蛍光抗体を用いて，セルソーター（fluorescence-activated cell sorter：FACS）によりCorin陽性細胞を選別した．Corin陽性細胞をさらに分化誘導し，得られたドパミン神経前駆細胞を6-OHDA（6 hydroxydopamine）により片側のドパミン神経を脱落させたパーキンソン病モデルラットの線条体に移植した．移植後4カ月で細胞移植群では有意に運動症状（ドパミンの左右不均衡による異常回転運動）が改善し，脳切片の組織染色ではドパミン神経細胞がソーティングしない場合と比較してより多く生着し，移植片の大きさも小さく均一で，分裂細胞は生着細胞のうち0.1％未満であった．この結果より，iPS細胞から分化誘導しセルソーティングを行うことで，より安全かつ有効なドパミン神経前駆細胞を得られることが示された．さらに，同様の方法で分化誘導したドパミン神経前駆細胞を霊長類パーキンソン病モデルに移植し，1年後の有効性および最長で2年間の安全性を確認している[10]．

4 自家移植と他家移植

　iPS細胞の登場により自己の体細胞を使用してiPS細胞を作製，移植する自家移植が可能となった．自家移植では免疫拒絶反応が生じにくく，細胞を介したウイルス等病原体の感染リスクが低いなどの利点がある一方で，患者から作製した細胞が正常に機能するかという問題の他に，患者一人ひとりからその都度iPS細胞を作製する必要があるため多大な時間，費用を要するといった経済的な問題もある．遺伝子異常の明らかでない孤発性パーキンソン病患者から作製したiPS細胞由来ドパミン神経細胞は正常に機能するという報告がある一方で，遺伝性パーキンソン病患者から作製したiPS細胞由来ドパミン神経細胞には遺伝子異常が引き継がれており，ドパミン神経細胞の機能異常が認められたという報告がある．このため，細胞移植の観点からは遺伝性パーキンソン病患者由来のiPS細胞は移植のソースとして適当でないと考えられるが，最近の報告ではCRISPER（clustered regularly interspaced short palindromic repeats），Cas9などの遺伝子編集技術（CRISPR-Casシステム）によって異常遺伝子を修復したiPS細胞から作製した神経細胞では表現型が回復したという報告[11]もあり，今後の研究が待たれる．

　自家移植の時間的，経済的問題から，iPS細胞を用いた細胞移植が治療として広く普及するには，現時点では他家移植が現実的と思われる．他家移植では，あらかじめ健常人由来のiPS細胞を作製してストックしておき，必要に応じて目的とする細胞に分化誘導を行い移植するという方法で，1種類の細胞ストックを用いて多くの患者を対象に細胞移植治療を行うことができる．京都大学iPS細胞研究所（CiRA）では，他家移植に使用することを目的として，医療用iPS細胞ストックの備蓄を進めている．臓器移植の経験から，拒絶反応が少ないとされるヒトの主要組織適合遺伝子複合体であるヒト白血球複合体（human leukocyte antigen：HLA）3座（HLA-A, B, DR）ホモ接合体をもつ健常人ドナーからiPS細胞を作製し，少ない細胞株で効率よくHLA適合移植を行うことが可能となる．日本人に最も高頻度にみられるHLA3座ホモ接合体をもつiPS細胞1株で約17％の日本人にHLA適合移植が可能であり，iPS細胞を50株作製すれば73％，140株作製すれば90％の日本人に適合移植が可能とされている[12]．HLA適合移植を行う際に免疫抑制剤を使用するかどうかは，対象となる臓器ごとに検討が必要と思われる．脳内への神経移植に関しては，サルiPS細胞を用いた自家移植と他家移植の比較検討の実験では，自家移植では予想されるとおり免疫抑制剤を使用しなくても免疫反応が少なく細胞の生着に有利であるが，一方でHLA非適合の他家移植においても，免疫抑制剤未使用でも移植片が拒絶されず生着しており，HLA非適合の他家移植でも細胞を生着させることは可能と考えられる[13]．

A. 神経系 3. パーキンソン病の再生医療

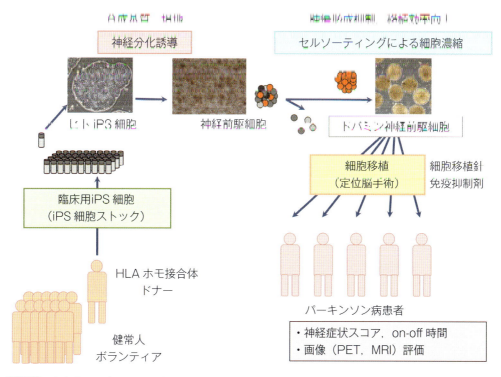

図3 臨床応用へ向けた取り組み
最初の臨床試験は，iPS細胞ストックを用いた他家移植を想定している．他家移植の場合，HLAホモ接合体をもつ健常人ボランティアより臨床用iPS細胞ストックを作製し，セルバンクを作製後にiPS細胞を増殖させ，神経分化誘導およびソーティングを行う．
培養工程では合成基質，培地を用い，セルソーティングにより不要な細胞を除去し，有効成分であるドパミン神経前駆細胞を濃縮する．細胞移植は定位脳手術により行う．細胞移植用の針の開発，免疫抑制剤について検討中である．移植後は神経症状の観察や画像評価を行う

5 臨床用ドパミン神経前駆細胞の製造

　現在計画している臨床試験用のドパミン神経前駆細胞の製造には，HLAホモiPS細胞ストックを用いる（**図3**）．iPS細胞ストックは京都大学iPS細胞研究所附属細胞調製施設（facility for iPS-cell therapy：FiT）で製造，備蓄されている．このiPS細胞ストックを原材料として，製造に使用するマスターセルバンク（master cell bank：MCB）およびワーキングセルバンク（working cell bank：WCB）を作製し，分化誘導を行う．培養工程では前述のように合成ラミニン上で大量培養が可能であり，動物由来因子を可能なかぎり排除した培養液を用いる．分化誘導工程の途中でCorin抗体を用いたセルソーティングを行うが，セルソーターは臨床用に特化したディスポーザブル回路の機器を用い，抗体や製造工程はGMP（good manufacturing practice）に準拠して行う．これまで実験室で

条件検討して作製した細胞と細胞培養加工施設（CPC）内で製造した細胞では，培養環境が異なるため特性が異なる可能性があり，試験製造や微細な条件の検討が必要である．

製造した細胞の品質については，最終製品での品質試験に加えて製造工程中の中間評価や製造工程内検査を行う．品質試験には，無菌試験，マイコプラズマ否定試験，エンドトキシン試験に加え，未分化細胞などの目的外細胞の混入がないこと，ドパミン神経前駆細胞のマーカー発現などを確認する．

3 今後の展望

1 臨床への準備

最初のiPS細胞を用いた移植治療の臨床試験の対象患者については，以前に行われた胎児細胞移植の結果から，中等度の孤発性パーキンソン病患者が対象と考えている．具体的には，薬物治療で症状のコントロールが困難となり始めた段階で，L-ドパに対する反応性が残っている症例が考えられる．患者の選択基準や観察期間，評価方法などについては規制当局と相談しながら検討を進めているが，すでに欧米で行われている胎児細胞移植の臨床研究や過去に行われた臨床研究が参考となる．細胞移植には，パーキンソン病の外科治療で行われる定位脳手術のシステムを用いる．細胞を移植する注入針については，現状で医療機器として使用できる針が存在しないため開発が必要であるが，胎児細胞移植で使用された注入針や脳腫瘍などの生検に使用される針に類似したものを想定している．現在，前述の方法で製造した細胞を用いた非臨床安全性試験，薬効試験を行っている．iPS細胞など多能性幹細胞を用いる場合は，特に造腫瘍性に関する試験を重点的に行う必要があり，細胞の品質試験でも未分化iPS細胞の残存がないことを確認する必要がある．一方で，培養中に生じる細胞の遺伝子変異の程度と造腫瘍性の関連については明らかではなく，今後データの蓄積が求められる．

2 リハビリテーションと細胞移植

パーキンソン病に対して細胞移植治療を行うことにより，移植細胞によってドパミンが合成・分泌され，薬物療法の効果が上乗せされる以外にも，移植細胞が宿主脳の神経ネットワークに組み込まれ生理的な機能をもつことが期待される．リハビリテーションにより移植細胞と宿主脳の神経機能が強化されることは，線条体の神経細胞が脱落するハンチントン病モデル動物に対する神経細胞移植で報告されており[14]，パーキンソン病に対しても同様の効果が期待される．

文献

1) 厚生労働省．平成26年（2014）患者調査 [Internet] の概況. http://www.mhlw.go.jp/toukei/saikin/hw/kanja/14/（2017年12月閲覧）
2) Freed CR, et al: Transplantation of embryonic dopamine neurons for severe Parkinson's disease. N Engl J Med 344：710-719, 2001
3) Olanow CW, et al: A double-blind controlled trial of bilateral fetal nigral transplantation in Parkinson's disease. Ann Neurol 54：403-414, 2003
4) Li JY, et al: Lewy bodies in grafted neurons in subjects with Parkinson's disease suggest host-to-graft disease propagation. Nat Med 14：501-503, 2008
5) Kordower, JH, et al: Lewy body-like pathology in long-term embryonic nigral transplants in Parkinson's disease. Nat Med 14, 504-506, 2008
6) Mendez I, et al: Dopamine neurons implanted into people with Parkinson's disease survive without pathology for 14 years. Nat Med 14：507-509, 2008
7) Kriks S, et al: Dopamine neurons derived from human ES cells efficiently engraft in animal models of Parkinson's disease. Nature 480：547-551, 2011
8) Nakagawa M, et al: A novel efficient feeder-free culture system for the derivation of human induced pluripotent stem cells. Sci Rep 4：3594, 2014
9) Doi D, et al: Isolation of human induced pluripotent stem cell-derived dopaminergic progenitors by cell sorting for successful transplantation. Stem Cell Reports 2：337-350, 2014
10) Kikuchi T, et al : Human iPS cell-derived dopaminergic neurons function in a Primate Parkinson's disease model. Nature 548：592-596, 2017
11) Reinhardt P, et al: Genetic correction of a LRRK2 mutation in human iPSCs links parkinsonian neurodegeneration to erk-dependent changes in gene expression. Cell Stem Cell 12：354-367, 2013
12) Okita K, et al: A more efficient method to generate integration-free human iPS cells. Nat Methods 8：409-412, 2011
13) Morizane A, et al: Direct Comparison of Autologous and Allogeneic Transplantation of iPSC-Derived Neural Cells in the Brain of a Nonhuman Primate. Stem Cell Reports 1：283-292, 2013
14) Döbrössy MD, et al: Environmental housing and duration of exposure affect striatal graft morphology in a rodent model of Huntington's disease. Cell Transplant 17：1125-1134, 2008

B 網膜：iPS 細胞を使った再生医療

松山オジョス武，万代道子，髙橋政代

　眼から脳へ光情報を伝える視神経は，網膜神経節細胞の軸索であると同時に中枢神経の一部である．また，発生学的にも網膜は脳の一部が発達することで形成されるため，脳の一部であると考えることができる．これまで中枢神経の疾患だと思われていたパーキンソン病やアルツハイマー病は網膜にも異変があることが近年示されており，脳や網膜の神経細胞には多くの共通の特性があると考えられる．脳の一部でありながら，眼は外から簡単に見たり調べたりすることができる．まさに「眼は心の窓」である．

1 網膜の構造

　脳の特性をもちながらも，網膜は光受容に特化した神経組織である．眼球に入った光は角膜やレンズなどを通って網膜に映される．網膜は眼内に平面状に広がっており，光を感じるセンサーとして働くだけでなく，光情報を処理し適切な情報を脳へ伝えている．網膜は層構造をとっており，光の吸収，情報処理，脳への出力の機能をそれぞれの層で分担している（図1）．ここでは特に光に反応する「視細胞」およびその機能を支えている「網膜色素上皮（retinal pigment epithelium：RPE）」に注目する．

2 視細胞と網膜色素上皮

　視細胞は，膜貫通型の光受容タンパク質（オプシン）を大量にもっている光受容に特化した神経細胞である．オプシンは単独では光反応することができず，補酵素のレチナール発色団が結合することで光受容を可能にしている．レチナールは光反応すると視物質を離れ，再び光反応するには新たなレチナールが必要となる．大量の光感受性物質を維持するため，視細胞には随時新しいレチナールが供給され，また光感受性タンパク質を含む細胞画分を随時生成・維持している．

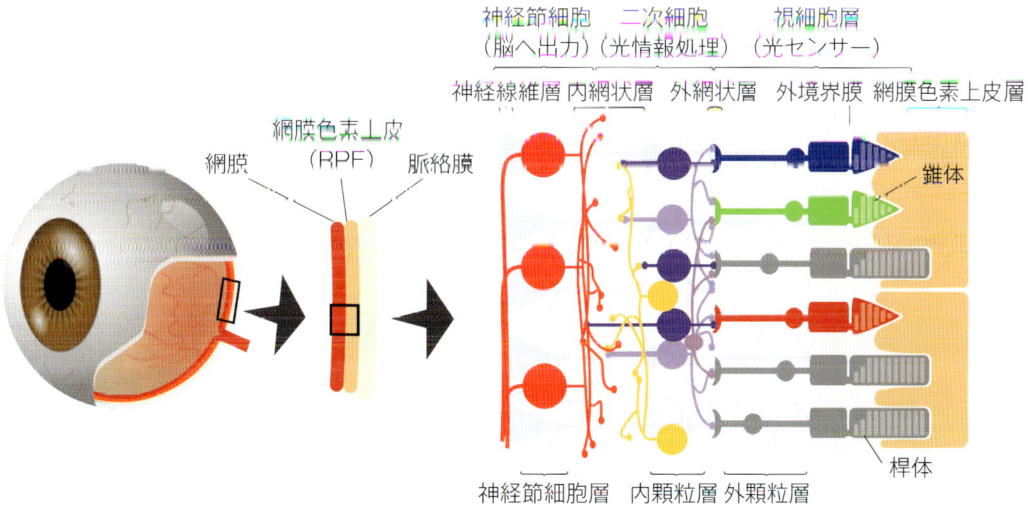

B. 網膜：iPS細胞を使った再生医療

図1　網膜の層構造
眼に入射した光は光受容部である網膜に結像される．網膜で光を感知するのは光受容に感知した視細胞である．暗所では光感度の高い桿体視細胞が光受容を担い，明所では錐体視細胞が光受容を担っている．錐体細胞は異なる波長感度をもつものがあり（人では赤色，緑色，青色の光によく反応する）色覚を可能としている．視細胞の光情報は，二次細胞で処理され神経節細胞によって脳へ伝えられる．このようにそれぞれの細胞は異なる役割をもっており，また組織学的にも明確な形態特性をもつ細胞層を形成している

　RPEは，黒茶色の一層の細胞層を形成する．黒い色素（メラノソーム）は，余剰な光を吸収することで光の散乱を防いでいる．これは，視細胞に投射される映像を鮮明にする光学的な効果の他にも光による酸化を防ぐ作用もある．RPEの細胞は六方格子構造をとり，細胞間が密着結合することで網膜関門と呼ばれるバリアを形成し網膜の環境を整えている．栄養分や酸素を供給する脈絡膜と視細胞の間を仲介することで，脈絡膜血管からくる眼球外の成分が直接網膜に作用しないようにコントロールしている．脈絡膜と視細胞の運送を仲介するだけでなく，さまざまな因子を分泌することで視細胞や脈絡膜の維持管理にも貢献している．たとえば，視細胞側に分泌される色素上皮由来因子（pigment epithelium-derived factor：PEDF）には視細胞のアポトーシスを抑える作用がある．また，基底膜側には血管内皮細胞増殖因子（VEGF）を分泌することで脈絡膜の構造維持に関わっている．

　視細胞の光反応に必要なレチナール発色団を供給するのもRPEの重要な働きの1つである．視細胞の光シグナルは，視物質の発色団であるレチナールが光異性化することで始まるが，光異性化したレチナールは視物質から放出されRPEへと運ばれる．レチナールはRPEで酵素反応を経て再生し，再び視細胞に運ばれる．したがって，RPEは視細胞の光反応にとって必須である．また，光が集中する視細胞の外節には光酸化などによりダメージが蓄積するため，RPEは食作用（phagocytosis）によっていらなくなった視細胞の

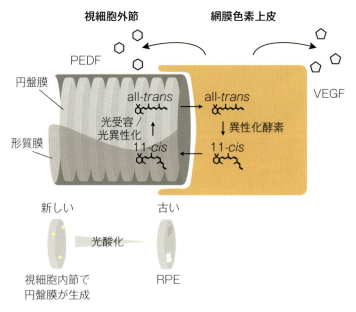

図2 視細胞と網膜色素上皮（RPE）の関係
光感知の本質はレチナールと呼ばれる分子の光異性化反応（光によって 11-cis から all-trans に変換）である．一度反応したレチナールは RPE で酵素反応によって異性化され再び外節で使われる．また，視細胞は内節でこの光感受性物質を大量に含む円盤膜を絶えず生成しており，古い円盤膜は RPE の食作用によって処理されている．
PEDF：色素上皮由来因子，VEGF：血管内皮細胞増殖因子

外節を「食べる」ことで視細胞をリフレッシュしている．このように視細胞と RPE は密接な関係をもっており，RPE の機能不全は，しばしば視細胞の二次的な機能不全および細胞死に至る（図2）．

3 網膜疾患

　網膜疾患にはさまざまな原因遺伝子が同定されている（2017年5月現在，250以上の原因遺伝子が同定．https://sph.uth.tmc.edu/retnet/）．さまざまな機序で網膜の機能が損なわれることが知られており，原因遺伝子が多様なため治療が困難である．ここでは，さまざまな網膜疾患の中でも，網膜色素変性症および加齢黄斑変性での再生医療の試みを紹介する．網膜色素変性症は，視細胞が変性あるいは消失し機能しなくなってしまう遺伝性，進行性の病気である．日本ではおよそ3,000人に1人患者がいると推定されている．原因遺伝子は60もあり，いずれも治療法はない．加齢黄斑変性は，年齢を重ねるとともにRPEの下に老廃物が蓄積することによって，網膜の中心部（黄斑）が障害され視力が次第に低下してしまう疾患である．また，色素上皮細胞の機能不全によって脈絡膜新生血管

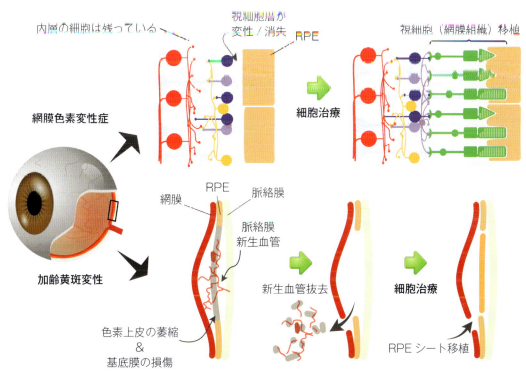

図3　加齢黄斑変性／網膜色素変性症に対する細胞治療の概要
網膜色素変性症は視細胞，加齢黄斑変性は色素上皮細胞の疾患である．これらの疾患では，末期には細胞そのものが変性するため，これまで治療することができなかった．分化した細胞を移植することで機能を再生するのが細胞治療である

がRPEを超えて網膜下に侵入し，黄斑と呼ばれる網膜中心部の視機能が著しく障害されることも多い．

　このように網膜疾患は病態がさまざまであり，その原因遺伝子も多岐にわたる．また，神経細胞である網膜の治療は，これまで困難とされてきた．そこで，われわれは，網膜細胞を補塡することで網膜の失われた機能を取り戻そうとしている．原因遺伝子や病態にかかわらず本来の機能をもった細胞を供給することができれば，これまでの治療とは根本的に異なる治療が可能となる（図3）．

4　iPS細胞および立体網膜組織の自己組織化

　長らく哺乳類の網膜や中枢神経系には，幹細胞がなく損傷した細胞は再生しないと考えられていた．しかし一方で，魚類や爬虫類の網膜は再生することが200年前から知られている．そして，近年は成体哺乳類網膜でも一部幹細胞が残っており，また網膜のグリア細

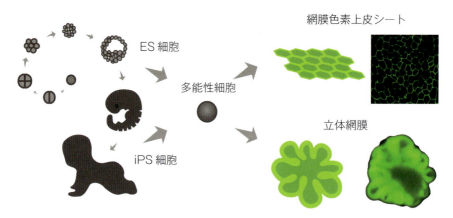

図4 幹細胞からの二次元／三次元組織の分化（簡略）
発生途上の肺から採集するES細胞（胚性幹細胞）や体細胞をリプログラミングして得られるiPS細胞（人口多能性幹細胞）は，さまざまな組織に分化しうる多能生をもち，またその性質を維持したまま分裂することができる．このような幹細胞を特定の条件で培養することで，網膜の特異的な細胞および組織をディッシュ上で調製することができる．ES細胞：胚性幹細胞，iPS細胞：人工多能性幹細胞

胞（ミュラー細胞）は大人でも脱分化し，神経前駆細胞に分化することが示されている[1]．このように幹細胞が網膜の再生に関わっていることが示唆されており，わずかながら網膜に再生能力が備わっているとすれば，適切な細胞を網膜に導入することによって網膜の再生機能を補うことが期待される．このような効果を期待して，胎児網膜の移植が米国やインドなどで以前から行われていたが，その効果のほどは明らかではない．一方で，幹細胞から分化誘導した網膜細胞は，最終分裂は終えているがまだ成熟していない適切な時期に移植すると宿主に生着し，視機能を回復することが示唆されている[2,3]．

網膜移植の潜在的な可能性は以前から示されていたが，21世紀に入って網膜の細胞移植治療を現実的にした革命的な技術革新が2つある．1つは体細胞から多能性分化能をもつiPS細胞を誘導する技術の開発と[4]，もう1つは自発的な網膜の立体的層構造の構築を誘導する立体網膜やRPE二次元シートなどの「自己組織化」と称されるin vitroでの分化方法である[5,6]（図4）．この2つの技術革命によって，網膜のさまざまな細胞に分化誘導した網膜細胞を大量に調整することができるようになった．従来の初期胚から調整するES細胞や胎児組織由来の移植の倫理的な問題を回避するだけでなく，さらには純化したさまざまな時期の組織を自在に調整できるようになったのである．

5 網膜細胞移植

網膜細胞移植のストラテジーは，異なる効果，適応病態をもつ「シート移植」と「懸濁

B. 網膜：iPS細胞を使った再生医療

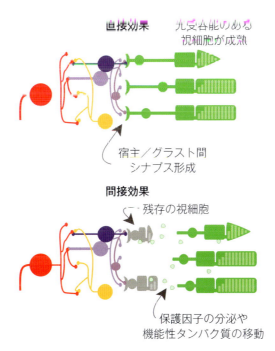

図5　直接的な作用と間接的な作用
移植の効果には2つの作用機序があると考えられている．移植した細胞が消失した細胞の代わりになり，宿主とつながることで機能を再生する「直接作用」と，移植した細胞の保護因子の分泌やグラフトから宿主への機能性タンパク質の移動による残存細胞のレスキュー効果があると考えられている

液移植」の2つに大分することができる．シート移植は組織形状での移植を指し，懸濁液移植は目的の細胞を解離した状態での移植をいう．懸濁液移植は細胞の調整や移植自体が比較的容易であり，足場となる残存組織があれば移植細胞がその隙間に定着し残存の組織の機能を補うことができる．しかし，変性が進行して足場となる残存細胞がない末期の変性疾患では，組織そのものを再生するシート移植が必要となる．実際に幹細胞から分化誘導した三次元網膜組織の移植片が変性網膜下に生着し，またこれら移植片がホストの網膜とシナプスを形成し，光応答能を示すことはすでに実証されている[7, 8]．

最近まで移植した網膜組織や細胞の作用は2つあると考えられていた．前述のシート移植のように移植した細胞が宿主の細胞とつながることにより，変性した細胞の本来の機能を補う直接的な作用と，細胞や組織の生存や機能を助ける因子を分泌（たとえば，網膜色素状のVEGFやPEDFなどの因子の分泌）することによって残存細胞を保護したり，その機能を補う間接的な作用である（**図5**）．しかし，近年になって第3の作用があることが視細胞移植で示唆されている．前述したように，視細胞を移植することで視機能を回復することができる報告は複数あるが，2016年に複数のグループから移植視細胞のマテリアルトランスファー（biomaterial transfer，生体材料移行）の可能性が示唆されてい

る[9, 10]．これらの報告では，移植細胞が宿主細胞とつながるのではなく，移植細胞の生体材料（タンパク質など）が宿主細胞に移行することが示されている．これは分泌性の因子だけでなく機能性タンパク質が移行することが示されており，前述の移植の間接的な作用とは異なる第3の作用機構である．これは，移植細胞は機能タンパク質の供給源としても働く可能性があり，再生医療の新たな可能性を示唆している．機能不全は起こしているが細胞死には至っていない変性過程の網膜では，移植片が宿主と新規のシナプスを形成できなくとも，残存の細胞に必要な機能タンパク質を供給することで網膜の機能を回復できるかもしれない．

6 臨床：網膜色素上皮移植

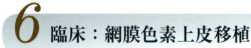

　2014年9月，iPS細胞から作製した組織を使用した臨床手術として，世界初となる加齢黄斑変性疾患に対するiPS由来色素上皮シート移植手術が行われた．この患者は，脈絡膜新生血管による症状悪化を防ぐため，抗VEGF注射を必要としていた．移植後は抗VEGF措置をしていないが，脈絡膜の新生血管の再発はみられず，移植RPE細胞の保護効果が機能している可能性がある．また，移植組織の拒絶反応や腫瘍化はみられず，臨床応用における安全性が確認された[11]．世界で初めてiPS細胞を用いた臨床試験ということで，慎重を期して全ゲノム解析など品質管理や安全性確認に厳しい条件が課せられたが，科学的な安全基準はなく，安全性確保に向けた評価指標・基準の明確化が今後の再生医療の1つの大きな課題となっている．

7 自家移植 vs 他家移植

　生物は，生体内で病原体やがん細胞などの異常な細胞を認識して排除するため，自己および非自己を認識する免疫機構をもっている．自己・非自己の区別をするため，細胞は特定の自己認識タンパク質をもっており，非自己抗原を認識し免疫反応によって積極的に排除することができる．人の場合，この自己認識のマーカーはHLA型（ヒト白血球抗原）と呼ばれ数万種類のバリエーションが存在すると考えられており，血液型のように容易に適合者を探すことは困難である．

　他家移植は，他人の細胞から調製したグラフト（移植片）を使うため，免疫系に非自己として認識される懸念がある．臓器移植などの場合は，免疫抑制剤によって宿主の免疫反応を抑えることができるが，これは病原体に対する本来のバリア機能を損なうことにな

る.一方で,自家移植の場合は,HLA型が完全に一致しているので,移植片は自己と認識され免疫反応は起こらないというメリットがある.2014年9月に行われた第1例目のiPS由来色素上皮シート移植手術では,患者の細胞から作成したiPSからRPE細胞を分化し移植した.この患者では免疫抑制剤が使われなかったが,一年後の経過報告でも移植片は定着し免疫反応の兆候はみられていない[11].原理的に自家移植のメリットおよびその安全性が示されたものの,一人ひとりの患者からiPS細胞を樹立し,目的の細胞に分化し,その細胞の品質管理をするには膨大なコストと時間を要する.一方で,従来,特定のHLA型の幹細胞を調整することはほぼ不可能であったが,iPSを用いることで特定のHLA型の移植片をつくることができるようになった.HLA型の遺伝子座が同じ対立遺伝子からなるHLAホモ接合型のドナーを用いることで,その遺伝的背景より,日本の場合は140株のHLAホモ接合型ドナー由来のiPS細胞株で日本人のおよそ9割がカバーできると推定されている[12].この140株のドナーを同定するのにおよそ16万人のHLA型タイプを調べる必要があるが,一度iPS細胞を樹立すれば原理的にはほぼ無限にそのストックを増やすことができる.実際に主要組織適合遺伝子複合体(major histocompatibility complex:MHC)型(ヒト以外の動物における自己認識マーカー,ヒトにおけるHLA型に相当)を一致させたiPS由来のRPEを使えば他家移植でも拒絶が起こらないことが動物モデルでは示されており[13],また,in vitroの実験系からヒトのiPS由来RPE細胞でもHLA型を一致させれば免疫反応が起こらないことが示されている[14].このin vitro実験系を用いて,臨床で使用する細胞の免疫反応をあらかじめ確認することもできる.これらの結果を踏まえ,2017年3月には世界初となるiPS細胞の他家移植の手術も行われた.

他家移植では,あらかじめ品質管理をした細胞を用意できるため,大幅に移植のコストを削減できる.そして,あらかじめiPS細胞を増殖し凍結保存することで移植細胞の調整に要する時間も短縮することができるため,急性期の傷病の治療にも応用できる.このように他家移植にはいくつかのメリットがあり,HLA型を一致したiPSを用いれば拒絶反応を起こさない理想的な移植片の調整が可能となりつつある.しかし,HLA型を一致しても完全に移植片の拒絶反応やその他の免疫反応が起こらないとは断定できず,免疫適合性に関しては自家移植が理想的である.技術が発展し自家移植のコストが現実的になれば自家移植も将来見直されるかもしれない.

文献

1) Ooto S, et al : Potential for neural regeneration after neurotoxic injury in the adult mammalian retina. *Proc Natl Acad Sci USA* **101** : 13654–13659, 2004
2) MacLaren RE, et al : Retinal repair by transplantation of photoreceptor precursors. *Nature* **444** : 203–207, 2006
3) Gonzalez Cordero A, et al : Photoreceptor precursors derived from three-dimensional embryonic stem cell cultures integrate and mature within adult degenerate retina. *Nat Biotechnol* **31** : 741–747, 2013

4) Takahashi K, et al : Induction of pluripotent stem cells from mouse embryonic and adult fibroblast cultures by defined factors. *Cell* **126** : 663-676, 2006
5) Eiraku M, et al : Self-organizing optic-cup morphogenesis in three-dimensional culture. *Nature* **472** : 51-56, 2011
6) Kamao H, et al : Characterization of Human Induced Pluripotent Stem Cell-Derived Retinal Pigment Epithelium Cell Sheets Aiming for Clinical Application. *Stem Cell Reports* **2** : 205-218, 2014
7) Assawachananont J, et al : Transplantation of embryonic and induced pluripotent stem cell-derived 3D retinal sheets into retinal degenerative mice. *Stem Cell Reports* **2** : 662-674, 2014
8) Mandai M, et al : iPSC-Derived Retina Transplants Improve Vision in rd1 End-Stage Retinal-Degeneration Mice. *Stem Cell Reports* **8** : 69-83, 2017
9) Pearson RA, et al : Donor and host photoreceptors engage in material transfer following transplantation of post-mitotic photoreceptor precursors. *Nat Commun* **7** : 13029, 2016
10) Santos-Ferreira T, et al : Retinal transplantation of photoreceptors results in donor-host cytoplasmic exchange. *Nat Commun* **7** : 13028, 2016
11) Mandai M, et al : Autologous Induced Stem-Cell-Derived Retinal Cells for Macular Degeneration. *N Engl J Med* **376** : 1038-1046, 2017
12) Okita K, et al : A more efficient method to generate integration-free human iPS cells. *Nat Methods* **8** : 409-412, 2011
13) Sugita S, et al : Successful Transplantation of Retinal Pigment Epithelial Cells from MHC Homozygote iPSCs in MHC-Matched Models. *Stem Cell Reports* **7** : 635-648, 2016
14) Sugita S, et al : Lack of T Cell Response to iPSC-Derived Retinal Pigment Epithelial Cells from HLA Homozygous Donors. *Stem Cell Reports* **7** : 619-634, 2016

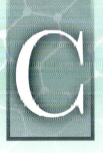

軟骨（関節）の再生医療

阪上守人，中村憲正

1 はじめに

　関節軟骨は，Ⅱ型コラーゲンと豊富な糖タンパク，多量の水分から構成される潤滑性と粘弾性に優れた結合組織であり，荷重衝撃の緩衝，関節の滑動性の獲得に非常に重要な役割を担っている．しかし，関節軟骨は，血流が乏しい組織であることに加え硬く密な細胞外マトリックス（ECM）に覆われており，周囲から軟骨を再生させるMSCなどが到達できないため，自己修復能に乏しい組織である．そのため，一度損傷を受けると修復機転が働かず，二次性の関節症性変化をきたす可能性が高い．代表的な軟骨疾患である変形性膝関節症は，加齢に伴って生じる関節軟骨の退行性疾患であり，関節表面の軟骨の摩耗や半月板の変性・断裂により疼痛，関節の変形および機能不全を引き起こす．世界における変形性膝関節症の有病者数は約2,530万人，有症状患者数は約800万人と推定されており[1,2]，超高齢社会の進行とともに患者の対総人口比は今後もさらに上昇すると予想され，中高齢者の日常生活動作（ADL）の維持，生活の質（QOL）向上など社会生活の営みに関わるさまざまな観点からも，変形性膝関節症に対する効果的な治療法の必要性が高まっている．

　変形性膝関節症に対する既存の治療法として，非ステロイド系抗炎症薬の内服やステロイドまたはヒアルロン酸製剤の関節内注射などが挙げられ[3]，一定の成績をあげているが，病態を改善させるエビデンスには乏しい．また，末期の変形性関節症治療において人工関節置換術は一定の成績をあげているが，手術侵襲や関節可動域の低下，人工関節の劣化などの問題を除いても関節温存を断念することは理想的とはいえない．近年，変形性関節症治療への発展を目指し，外傷性の比較的小さな軟骨損傷に対して再生医療的手法を用いた新規治療法が多く研究されている．

2 従来の軟骨損傷治療

外傷性の軟骨損傷に対する外科的治療として，骨髄刺激法（ドリリング，マイクロフラクチャー法）あるいは自家骨軟骨柱移植が行われてきた．骨髄刺激法は，欠損軟骨部の軟骨下骨に骨髄まで達する小さな穴をいくつか貫通させ，骨髄由来の幹細胞による修復を促す方法である．一方，自家骨軟骨柱移植術は，非荷重部の骨軟骨組織を柱状に抜き出し，欠損部へ移植する手法である．両者とも適応を選べば良好で安定した成績が得られている[4]．

しかし，前者は臨床的には簡便で広く行われているものの，これによって修復される軟骨は多くが線維性の軟骨であり，硝子軟骨とは生化学的，生体力学的に性質の異なり，力学特性の違いなどから将来的に軟骨変性の起点となり得る．また後者は，移植組織と隣接する軟骨組織との適合性の問題や，正常軟骨であるドナー部位を犠牲にしなければならないといったデメリットがあり，さらにドナー部位が限局されているために，広範な軟骨損傷や変形性関節症による高齢者の軟骨変性の修復には十分とはいえない．これらの治療法の欠点を補うため，軟骨欠損に対する新たな治療戦略として軟骨細胞や軟骨前駆細胞の移植，バイオマテリアルの開発やサイトカインを応用した再生治療が広く試行されている[5]．

3 軟骨損傷の細胞治療

軟骨の自己修復能が乏しい主たる原因は，血流が乏しく硬く密な ECM の存在によって，修復に関与する細胞（軟骨細胞またはより未分化な前駆細胞）が損傷部に十分に供給されないことと考えられる．そのため，軟骨細胞や軟骨細胞への分化能を有する前駆細胞や幹細胞を損傷部に移植する治療法が試みられるようになった．

1 自家軟骨細胞移植

損傷軟骨の細胞治療法として，1994 年に Brittberg ら[6] は非荷重部より採取した自家軟骨片から軟骨細胞を採取・培養し，軟骨欠損部に培養液とともに移植し骨膜で表層に蓋をするという自家培養軟骨細胞移植術（autologous chondrocyte implantation：ACI）を報告した．この第一世代 ACI では，骨膜に起因する移植片の過形成が報告されたため，骨膜の代わりに人工膜を使用した第二世代 ACI が考案された[7]．しかし，これらの方法は，第一世代と同様に培養細胞懸濁液の状態で損傷部に移植するため，欠損部外への懸濁液の

表1 軟骨細胞治療の有用性を検証した前向き比較研究

著者 出版年	ACIと他の 術式の比較	症例数	欠損部の大きさ	患者年齢	観察 期間	評価と結果
Knutsen et al, 2004[13]	ACI vs MF	MF：40例 ACI：40例	MF：4.5cm² ACI：5.1cm²	MF：31.1歳 ACI：33.3歳	2年	SF-36 score MF群＞ACI群
Kon et al, 2009[11]	ACI vs MF	MF：40例 ACI：40例	MF：2.5cm² ACI：2.2cm²	29.8歳 MF：30.6歳 ACI：29.0歳	5年	IKDC score ACI群＞MF群
Lim et al, 2012[12]	OAT vs MF vs ACI	OAT：22例 MF：30例 ACI：18例	OAT：2.77cm² MF：2.74 cm² ACI：2.84cm²	28.5歳	5.7年	Tegner scale Lysholm scale HSS score OAT群＝MF群 ＝ACI群

ACI：自家軟骨移植術，OAT：骨軟骨移植，MF：マイクロフラクチャー，SF-36：健康関連QOL，IKDC：IKDCフォーム，HSS：HSS膝スケール

漏出，重力による細胞の濃度勾配といった問題が残されており，スキャフォールドに培養軟骨細胞を包埋し移植する第三世代ACIへと改良されてきた[8]．わが国では，広島大学整形外科により開発された自家軟骨細胞由来人工組織法および移植法がすでに保険適用治療として製品化されている[9]．

しかしながら，非荷重部からの軟骨採取が必要であることや軟骨組織に存在している軟骨細胞が疎であることから，治療に使用できる細胞数を十分に回収することが難しいことも自家培養軟骨移植術の欠点として知られる．また，高齢者では採取した軟骨が変性している可能性があること，また培養過程でその多くが線維芽細胞様へと脱分化することが懸念されている[10]．ACIの有効性を示す報告[11]がなされている一方で，従来の治療成績と比して有意な差がないといった報告[12]や従来の方法に劣るといった報告[13]もあり（**表1**），一定の見解は示されておらず，今後さらなる検討が望まれる．

2 MSC

1966年にFriedensteinら[14]は，マウス骨髄を用いた研究で，高い増殖能と骨芽細胞への分化能を有する細胞の存在を報告した．さらにこの細胞は，軟骨細胞・骨芽細胞・脂肪細胞・筋芽細胞といった間葉系に属する細胞への多分化能を有することからMSCと名づけられた．現在MSCの定義は，①一般的な培養条件で接着培養できること，②間葉系特異的な表面抗原マーカーが陽性でその他造血系マーカーなどが陰性であること，③骨芽細胞・脂肪細胞・軟骨細胞に分化できること，とされている（**表2**）[15]．MSCは骨髄のみでなく，脂肪・筋肉・滑膜・臍帯・臍帯血など生体のさまざまな組織に存在することがわか

表2 間葉系幹細胞（MSC）の定義（文献15）より引用
一般的な培養条件で接着培養できること
CD73／CD90／CD105 陽性 CD14／CD34／CD45／CD19／HLA-DR 陰性
骨（芽）細胞・脂肪細胞・軟骨（前駆）細胞へ分化する
MSC は脂肪細胞，軟骨細胞，骨芽細胞以外にもニューロン，肝細胞や膵島細胞などいくつかの異なる細胞系列への分化能も認められている．最近の研究では，起源が異なる MSC の間で多様な細胞への分化能が異なることが示されている．

っており，その多分化能から骨や心筋の再生医療への応用が期待されている．

軟骨の再生に対しても広く研究が試行されており，Wakitani ら[16]は1994年に世界に先駆けて骨髄由来 MSC を用いたウサギの骨軟骨損傷の修復を報告し，その後も世界で初めてのヒトへの臨床応用となる膝蓋骨軟骨損傷部への移植を行う臨床試験を通じてその安全性と有効性を報告した．

また，Murphy ら[17]は，ヤギの変形性膝関節症モデルに対し骨髄由来の MSC の懸濁液を膝関節内注射し軟骨の変性予防効果があったと報告しており，近年では変形性膝関節症に対する同種骨髄由来 MSC の有効性を調査するために，ヒアルロン酸使用群を対照とした無作為化比較対照試験が施行され，同種骨髄由来 MSC の優位性が報告[18]されている．

われわれのグループでは，滑膜由来 MSC を用いた軟骨再生治療法を開発してきた．外傷などで炎症性に増生した膝関節内の滑膜は関節鏡視で切除される組織であり，MSC を多く含んでいる．また，この滑膜由来 MSC は，脂肪や骨髄由来 MSC と比較して軟骨分化能が優れていると報告されている．この滑膜由来 MSC を in vitro でアスコルビン酸存在下に高密度培養すると，MSC は自らが産生したフィブロネクチンやビトロネクチンなどの ECM を多く含むシート状の細胞／ECM 複合体を形成する．この複合体は培養ディッシュから剥離させると自らの収斂力によって塊状のスキャフォールドフリー滑膜間葉系幹細胞由来三次元人工組織（tissue-engineered construct：TEC）となる．TEC は可塑性ならびに粘着性を有しており，軟骨欠損部位に足場材料なし（スキャフォールドフリー）で接着，留置することが可能であり，ブタの軟骨欠損モデルへの移植では，硝子軟骨様の組織修復を認め，力学的試験でも良好な成績を報告している[19]（図1）．2013年度より実施した5例の外傷性膝軟骨損傷患者への TEC 移植の臨床研究では，移植1年後の関節鏡視において良好な軟骨組織修復像が観察されており，また修復組織のニードル生検標本にて軟骨組織修復が確認された（図2）．

しかしながら，患者自身の MSC を自家移植の細胞ソースとするにはまだ障害となる課題がある．MSC は，患者自身の個人差，病歴などの背景によって増殖ならびに分化能に個体差があり，さらに長期間培養すると分化能が下がるという報告がある[20]．また MSC

C. 軟骨（関節）の再生医療

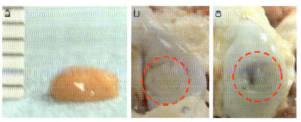
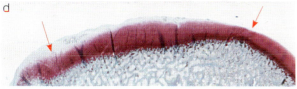

図1 ブタ滑膜組織由来 TEC 移植にる軟骨再生（文献 19）より引用）
a. ヒじのマクロ像（スケール目盛はミリメートル）
b, d. 軟骨単独欠損 TEC 移植群（移植後 6 カ月）．マクロならびにサフラニン染色にて矢印間で示される TEC 移植部位で軟骨組織修復が観察された
c, e. 軟骨欠損未治療群（移植後 6 カ月）欠損部に軟骨の再生を認めない

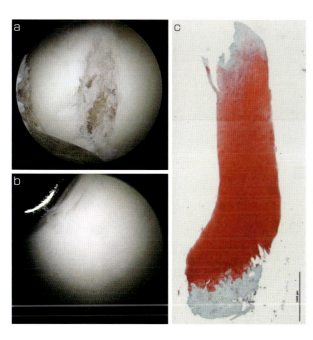

図2 ヒト滑膜組織由来 TEC の臨床研究（代表症例）
a. 関節鏡視像（初回手術時），大腿骨滑車部に ICRS grade IV の 20 × 6 mm の欠損を認める
b. 術後 12 カ月の関節鏡視では平滑な軟骨面が観察された
c. 生検（術後 12 カ月）のサフラニン染色

の採取には移植前に手術が必要であり侵襲を伴うことや，高齢者では MSC の細胞数・分化能が低下するといった報告[20]もある．これらの課題を解決すべき手段として，他家細胞移植が現在進められている（**表3**）．

3 多能性幹細胞

近年では，新たな細胞源として ES 細胞や iPS 細胞に代表される多能性幹細胞を用いた

表3 ヒト滑膜組織由来 MSC の再生医療：自家から他家細胞移植へ

	自家細胞移植	他家細胞移植
利点	・ウイルスなどの感染因子を気にする必要はない ・免疫拒絶がない	・バンク化することにより品質の高い細胞を選択可能 ・移植用として細胞をストックできるため緊急用にも利用可能 ・高品質な細胞を多くの患者への移植（供給）できる
課題点	・患者個人差による品質（増殖・分化能）のバラつき ・細胞採取のための侵襲 ・採取できる検体量に限界 ・自身の細胞を増やすため，すぐに使用（移植）することができない	・バンク化体制，生物由来原料基準適合の無血清培地を用いるなどのウイルスなどの感染因子に対して厳密な管理をする必要 ・免疫拒絶

軟骨再生研究が注目されている．

ES 細胞は 1981 年にマウス，1998 年にヒト受精卵から樹立された胚性幹細胞であり，無限増殖能と全胚葉系に分化できる多分化能を有する．in vitro 実験で TGFβ1 や BMP-2，FGF-2 などのサイトカイン[21]，低酸素[22]や圧縮負荷[23]といった物理的刺激により軟骨細胞へ分化することが報告されている．

しかし ES 細胞の作製には，生命の根源である受精卵を材料にすることから倫理的な懸念があり，国際的には ES 細胞の作製には強い規制を設けている国も多く，わが国においては不妊治療の際に廃棄されることが決定した余剰の体外受精卵に限り作製が認められ，その利用についても基礎研究に限定されている．また，患者由来の ES 細胞の作製は技術的に困難であり，臨床応用可能な細胞ソースになり得るとは言い難い．

山中ら（京都大学）は，2006 年マウスの線維芽細胞にレトロウイルス・ベクターを使って 4 つの遺伝子（Oct3/4, Sox2, Klf4, c-Myc）を導入することで多能性幹細胞へリプログラミングできることを明らかにした．これが iPS 細胞であり，ES 細胞の倫理的な問題を克服できるものとして期待されている．現在では iPS 細胞は末梢血のリンパ球からでも作製可能で，その採取は低侵襲である[24]．さらには，HLA のバリエーションを揃えた iPS 細胞ストックプロジェクトも邁進中であり，実際の治療には侵襲を伴うことなく，品質が担保された他人の組織由来の細胞株を使用できるシステムが構築されつつある[25]．

軟骨再生領域については，iPS 細胞は MSC と比較して in vitro において優れた軟骨分化能を呈し，ラットを用いた in vivo 実験において優れた軟骨修復が得られることが報告されている[26]．2015 年に妻木ら[27]は，iPS 細胞より軟骨パーティクルの作成方法を確立し，他家移植の移植用組織としての利用が期待されている．しかしながら，一般論として iPS 細胞は無限増殖能と全能性を有する細胞供給ソースとして魅力的だが，腫瘍化のリスクという克服すべき課題も残されており，今後の臨床応用には安全な分化誘導方法の確立および動物モデルによる移植後の長期データの蓄積が必要と考えられる．

4 自家移植から他家移植への取り組み

再生医療領域における細胞移植は，iPS細胞ストックプロジェクトも含めてその細胞ソースが自己細胞から他家細胞へと移行しつつある．前述したように，現在，軟骨再生治療ではMSCが，特に自家MSCの臨床への応用が実現化していることから優勢といえるが，解決すべき課題としてMSCの個体差やMSC採取のための侵襲などを挙げた．これらの課題を解決すべき手段として，われわれのMSCのTEC化技術を応用して大阪大学医学部未来医療センターと株式会社ツーセルの共同研究で他家細胞移植の体制づくりが進められている．

このプロジェクトでは，①スポーツ外傷患者の手術の際に切除・廃棄される滑膜組織をドナー患者の同意の下に譲渡いただき，②生物由来原料基準適合の無血清培地にて大量培養を行う．③既定の継代培養後に細胞を中間細胞製品として分注し，いったん凍結保存（バンク化）する．④細胞の感染症ならびにウィルス混入否定試験は，手術時および術後3カ月のウィンドピリオドでのドナー患者の血液，細胞培養時の培養上清を検体として実施する．また品質管理試験では中間製品を融解したのちに継代，TEC化（「gMSC」として商標登録）してin vitroにてMSC細胞表面マーカーの解析と分化能の確認を行っている．⑤品質管理規格に適合した細胞株（中間製品）のみを，医療機関の移植手術のタイムスケジュールに合わせて融解・培養してTEC化したgMSC®を治療に用いる流れになっている．⑥gMSC®作成の際の培養上清や輸送液も感染症ならびにウィルス混入否定試験を実施している．このようにドナーや原材料の感染因子の厳密な管理，培養操作を行う設備の環境モニタリングによって，無菌性が担保された細胞の供給が可能となる．

細胞の他家移植では，通常は免疫反応による生着拒絶が大きな問題となる．しかし，軟骨は血流が乏しく，またMSCには免疫寛容作用があると報告されており，膝軟骨部への他家MSC移植では免疫反応による組織修復再生への影響はごく限られたものと考えられる．

4 おわりに

再生医療におけるMSCあるいはiPS細胞などの多能性幹細胞は，その細胞自体が移植された患部でニッチな環境にあった細胞分化して組織再生に関与すると考えられている．一方で，移植後の細胞は長期的観察では消失するとも考えられており，移植されたのち幹細胞から分泌するエクソソームに含まれる液性成分が重要だという報告もある[28]．このような知見が新たな再生医療の幅を拡大させると信じて，今後の研究に期待したい．

第2章　再生医療の臨床応用

文献

1) Yoshimura N: Epidemiology of osteoarthritis in Japan; the ROAD study. *Clin Calcium* **21** : 821-825, 2011
2) Cooper C, et al: How to define responders in osteoarthritis. *Curr Med Res Opin* **29** : 719-729, 2013
3) Fibel KH, et al: State-of-the-Art management of knee osteoarthritis. *World J Clin Cases* **3** : 89-101, 2015
4) Hangody L, et al: Autologous osteochondral mosaicplasty. Surgical technique. *J Bone Joint Surg Am* **86 -A Suppl　1** : 65-72, 2004
5) Huey DJ, et al: Unlike bone, cartilage regeneration remains elusive. *Science* **338** : 917-921, 2012
6) Brittberg M, et al: Treatment of deep cartilage defects in ghe knee with autologous chondrocyte transplantation. *N Engl J Med* **331** : 889-895, 1994
7) Marcacci M, et al: Arthroscopic second generation autologous chondrocyte implantation. *Knee Surg Sports Traumatol Arthrosc* **15** : 610-619, 2007
8) Zheng MH, et al: Matrix-induced autologous chondrocyte implantation (MACI): biological and histological assessment. *Tissue Eng* **13** : 737-746, 2007
9) Ochi M, et al: Transplantation of cartilage-like tissue made by tissue engineering in the treatment of cartilage defects of the knee. *J Bone Joint Surg Br* **84** : 571-578, 2002
10) Yasui N, et al: Primary culture of chondrocytes embedded in collagen gels. *Exp Cell Biol* **50** : 92-100, 1982
11) Kon E, et al: Arthroscopic second-generation autologous chondrocyte implantation compared with microfracture for chondral lesions of the knee: prospective nonrandomized study at 5 years. *Am J Sports Med* **37** : 33-41, 2009
12) Lim HC, et al: Current treatments of isolated articular cartilage lesions of the knee achieve similar outcomes. *Clin Orthop Relat Res* **470** : 2261-2267, 2012
13) Knutsen G, et al: Autologous chondrocyte implantation compared with microfracture in the knee. A randomized trial. *J Bone Joint Surg Am* **86-A** : 455-464, 2004
14) Friedenstein AJ, et al: Osteogenesis in transplants of bone marrow cells. *J Embryol Exp Morphol* **16** : 381-390, 1966
15) Dominici M, et al: Minimal criteria for defining multipotent mesenchymal stromal cells. The International Society for Cellular Therapy position statement. *Cytotherapy* **8** : 315-317, 2006
16) Wakitani S, et al: Mesenchymal cell-based repair of large, full-thickness defects of articular cartilage. *J Bone Joint Surg Am* **76** : 579-592, 1994
17) Murphy JM, et al: Stem cell therapy in a caprine model of osteoarthritis. *Arthritis Rheum* **48** : 3464-3474, 2003
18) Vega A, et al: Treatment of Knee Osteoarthritis With Allogeneic Bone Marrow Mesenchymal Stem Cells: A Randomized Controlled Trial. *Transplantation* **99** : 1681-1690, 2015
19) Ando W, et al: Cartilage repair using an in vitro generated scaffold-free tissue-engineered construct derived from porcine synovial mesenchymal stem cells. *Biomaterials* **28** : 5462-5470, 2007
20) Kretlow JD, et al: Donor age and cell passage affects differentiation potential of murine bone marrow-derived stem cells. *BMC Cell Boil* **9** : 60, 2008
21) Toh WS, et al: Differentiation and enrichment of expandable chondrogenic cells from human embryonic stem cells in vitro. *J Cell Mol Med* **13** : 3570-3590, 2009
22) Koay EJ, et al: Hypoxic chondrogenic differentiation of human embryonic stem cells enhances cartilage protein synthesis and biomechanical functionality. *Osteoarthritis Cartilage* **16** : 1450-1456, 2016
23) Terraciano V, et al: Differential response of adult and embryonic mesenchymal progenitor cells to mechanical compression in hydrogels. *Stem Cells* **25** : 2730-2738, 2007
24) Okita K, et al: An efficient nonviral method to generate integration-free human-induced pluripotent

stem cells from cord blood and peripheral blood cells. *Stem Cells* 31 : 458–466, 2013

25) de Rham C, et al: Potential and limitation of HLA-based banking of human pluripotent stem cells for cell therapy. *J Immunol Res* 2014 : 518135, 2014
26) Ko JY, et al: In vitro chondrogenesis and in vivo repair of osteochondral defect with human induced pluripotent stem cells. *Biomaterials* 35 : 3571–3581, 2014
27) Yamashita A, et al: Generation of scaffoldless hyaline cartilaginous tissue from human iPSCs. *Stem Cell Reports* 10 ; 404–418, 2015
28) Phinney D, et al: Concise Review: MSC-Derived Exosomes for Cell-Free Therapy. *Stem Cells* 35 : 851–858, 2017

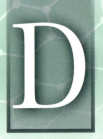

重症心不全に対する心筋再生治療法の開発

澤　芳樹

1 はじめに

　わが国の心不全による年間死亡数は約4万3,000人，特にend-stage心不全にあっては1年死亡率が75%とされる．高齢化，虚血性心疾患の増加に伴い，今後，心不全患者数の増大およびそれに伴う治療費の増加が予想される．重症心不全に対する現在の最終的な治療法は，補助人工心臓や心臓移植などの置換型治療であるが，現段階では前者はその耐久性や合併症，後者はドナーの確保や免疫抑制剤などに問題があり，普遍的治療とは言い難いのが現状である．

　また，小児心不全においては，WHOの勧告により海外渡航移植は禁止されようとしているにもかかわらず，日本の小児心臓移植における法整備は依然整っておらず，成人の移植よりも深刻なドナー不足が予想される．

　われわれは，90例に及ぶ心臓移植と200例を超える補助人工心臓治療を経験する重症心不全治療の拠点であるが，多数の重症心不全患者を目の前に置換型治療の限界と再生型治療の必要性を痛感し，自己骨格筋由来の筋芽細胞シートによる心筋再生治療法を開発し，補助人工心臓離脱成功例を世界で初めて報告した．さらに，50例以上の臨床例の経験から細胞シート移植技術を確立し，企業治験が開始され橋渡し研究を成功させるに至った．また，本細胞シートによる心不全治療は，シートから分泌されるさまざまなサイトカインによる血管新生，抗線維化作用によるものであることを突き止めた．

　本項では，ヒト幹細胞臨床研究指針に適合した臨床研究および企業治験として実施されるに至るまでのわれわれの橋渡し研究について紹介し，今後の展望についても述べたい．

D. 重症心不全に対する心筋再生治療法の開発

 心不全に対する細胞治療の開拓：injection 法による混合細胞移植

細胞治療においては，①自己由来の移植細胞源の獲得，②梗塞領域への効率的な細胞供給，③移植細胞への血液供給不足，アポトーシス・ネクローシスによる脱落の阻止が重要な課題である．われわれは，これらをクリアする細胞源と供給方法を2000年代より模索してきた．

まず細胞源として，自己骨格筋より採取可能な筋芽細胞と肝細胞増殖因子（hepatocyte growth factor：HGF）などの心筋再生に関わるサイトカインを分泌する骨髄単核球細胞を混合した細胞集団を用い，不全心への直接的 injection 法により，心機能回復の基礎研究を行った．

イヌ慢性期梗塞モデルを作成し，自己由来筋芽細胞を培養し，自己骨髄単核球細胞を採取し両細胞を同時に梗塞心に移植したところ，単独細胞の治療群と比較して有意な心機能向上効果を示し，血管新生も豊富であった．この機序解明のため，骨髄単核球細胞と筋芽細胞を共培養したところ，単独細胞の培養と比較して共培養群では HGF などの心筋再生因子の発現が向上していた[1]．これら基礎実験に基づき，人工心臓を装着した虚血性心筋症患者4例に対し，自己筋芽細胞と自己骨髄単核球細胞を開胸下に注射針を用いて移植し，術後の臨床経過を観察した[2,3]．当時，ヒトに用いることのできる細胞を培養する細胞培養加工施設（CPC）を当院未来医療センターに増設したばかりであり，GMP，GCP（good clinical practice）基準を満たす細胞を大量に培養できるかが重要な問題であった．臨床研究に踏み切る前にさまざまな骨格筋検体を得て，CPC にて細胞単離・培養を行い，GMP，GCP 基準を満たす質の高い細胞を所定量培養することができた．このプロセスで得た細胞を患者4例に移植したところ，手術中あるいは術後においても重篤な不整脈を認めず，エンドポイントであった safety，feasibility study を終えることができた．当臨床研究は safety and feasibility study であるため，有効性を解析することはできないが，4例中2例で術前と比較して心機能の向上，血流の向上を認めることができた．残念ながら，4例とも人工心臓からの離脱は不可能であり，さらなる基礎技術の発展が期待される結果となった．

3 心不全に対する細胞治療の発展：細胞シート技術の開発

これまでの結果を踏まえ，重症心不全の治癒という目標を達成するためには，細胞治療の基礎技術をさらに発展する必要があることを痛感した．課題②に挙げた不全心への細胞供給システムの問題を解決すべく，われわれは温度応答性培養皿[4]を用いて細胞シートを作成し，この組織体を心臓へ移植することにより細胞を供給するという新しい供給システムを開発した．

これまで細胞を組織化して移植する方法は，主に人工的な足場（スキャフォールド）に細胞を組み込む方法が考案されていたが，温度応答性培養皿による本法は人工的スキャフォールドを用いない唯一の方法であり，組織を構築している細胞・細胞外基質はすべて自己生体組織由来であり，細胞と細胞間，移植組織とレシピエント間の接着蛋白の発現は維持されており，生体適合性の高い組織体であることが種々の基礎研究から証明されている．

1 心筋細胞シートの移植

われわれは，まずラット新生仔より単離した心筋細胞を温度応答性培養皿を用いて培養し，心筋細胞シートを作成した．シート状になった心筋細胞を20℃にて剥がし，これを二枚重ねて重層化し障害心の心外膜側に移植した．重層化した心筋細胞シートは，三次元構造をもち，connexin43の発現および心筋細胞シート間の電気的結合を有し，自己拍動能を示した．この心筋細胞シートをラット梗塞心の心臓表面に貼付したところ，心筋細胞シートは心臓表面に接着し，梗塞心の機能改善を認めた[5]．

2 筋芽細胞シートの移植

われわれはさらにヒト臨床に応用可能な細胞源として，新生仔由来ではなく，自己骨格筋由来の筋芽細胞を用いた筋芽細胞シートの作成と評価を行った．ラットを用いて骨格筋由来筋芽細胞を単離し，筋芽細胞シートを作成し，ラット梗塞心[6]，拡張型心筋症ハムスター[7]に移植した．その結果，従来の注射針を用いた細胞移植法と比較して，組織・機能において有意な改善が起こることを報告した．さらに，大動物心不全モデルとして，イヌ拡張型心筋症モデル[8]およびブタ慢性心筋梗塞モデル[9]を作成し，筋芽細胞シートを移植し，長期にわたる心機能改善効果を確認するとともに本治療法の安全性を確認した．本研究にあたっては，死亡率が少なく重症のブタ慢性心筋梗塞モデルを開発・作成した[10]．また，細胞シート移植治療は左心不全のみならず，右心不全にも有効性があることが示唆[11]

されたと同時に、心不全治療における既存の外科術式である容積形成術と組み合わせることにより、左室の再拡大が抑制されることを小動物モデルによって証明した[12]．また、筋芽細胞シートで治療した不全心には、弾性の高いエラスチンが豊富に産生されており、これらの弾性線維が心機能を改善させることが予測されたため、筋芽細胞にエラスチンを遺伝子導入し、シート化・移植したところ、同遺伝子導入細胞シートはより有効な心機能改善効果があることも示された[13]．

4 筋芽細胞シートの心不全に対する機能改善のメカニズム

前述の動物実験と並行して、筋芽細胞シートの心不全に対する心機能向上効果に関するメカニズムを解明すべく基礎的研究を行った．元来、筋芽細胞は、骨格筋が損傷した際に基底膜に存在する筋芽細胞が活性化され、細胞が増殖・分化し、最終的には欠損した骨格筋を補うことが知られている．筋芽細胞を心臓に移植した際、筋芽細胞は心筋新生仔由来の心筋細胞とは異なり心筋特有の収縮タンパクを発現することはなく、またconnexin 43も発現しないため、電気的にレシピエント心と隔絶されて心臓内に存在し、レシピエント心と同期して拍動することはない．われわれは、筋芽細胞シートの効果のメカニズムは移植した細胞より遊離されるさまざまなサイトカインによる作用だと考え、ラット慢性期心筋梗塞モデルに筋芽細胞シートを移植し、移植された心臓組織のgrowth factorの発現を網羅的に解析したところ、HGF, VEGF, stromal derived factor-1 (SDF-1), insulin growth factor-1 (IGF-1) の発現が特に向上していることを見いだした[6]．このタンパクの発現は、移植される筋芽細胞シートの枚数に比例して向上することを確認している[14]．さらに、本タンパクがどこから産生されているか検討したところ、外来より移植された筋芽細胞よりこれらのタンパクが分泌されていることが判明した．また、組織学的検討の結果、シート移植された心臓では α-smooth muscle actin 陽性の細胞が多量に移植部位に存在し、同細胞は myosin heavy chain 陰性の細胞で筋芽細胞の特徴を有していないことが判明している[9]．また、HGF, VEGFなどの作用だけではなく、シートを移植した部位に、residual stem cell と呼ばれる心筋幹細胞が多数集積していることが観察された[6]．同細胞は、心筋がダメージを受けた際に損傷部位に集積し分化して心筋細胞特有骨格蛋白を発現し、損失した心筋細胞補填にあたっていることが知られている．筋芽細胞シートは、このように内因性の心筋再生メカニズムを惹起していることが心機能向上効果の一因と考えている（図1）．

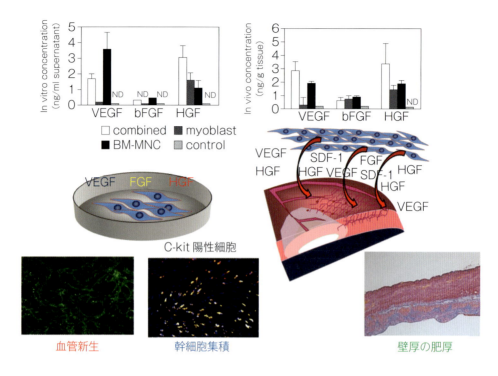

図1 予測される心筋組織修復のメカニズム

5 細胞シート治療法の臨床研究および医師主導型治験への発展

1 人工心臓を装着した拡張型心筋症患者に対する筋芽細胞シート移植治療

　これらの基礎実験をもとに，左室補助人工心臓を装着している拡張型心筋症患者に対する自己筋芽細胞シート移植の臨床研究について，大阪大学倫理委員会・未来医療センターに承認を受け，2007年に臨床研究を開始した（図2）．第1例目において，補助人工心臓や筋芽細胞シートによる集学的治療により心機能の改善を認め，最終的には左室補助人工心臓からの離脱に成功し問題なく退院した[15]．本症例においては，補助人工心臓のもつbridge to recovery効果と筋芽細胞シートのもつ心筋賦活効果の両者の作用であると考えている．また，補助人工心臓を装着した3例の患者に筋芽細胞シートを移植したところ，内2名において左室収縮能の改善，左室のリバースリモデリングを認め，最終的に内1名が補助人工心臓から離脱した．本治療法にて補助人工心臓から離脱した患者は2名である

D. 重症心不全に対する心筋再生治療法の開発

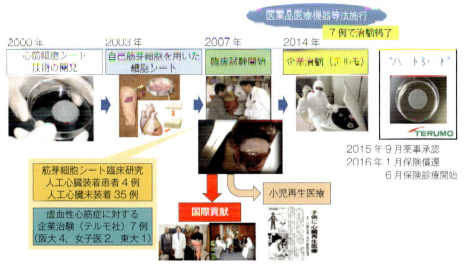

図2 左室補助人工心臓装着患者に対する筋芽細胞シートによる心筋再生治療

が，離脱後10年を経過した時点で心不全兆候を認めず，自宅にて療養し仕事に復帰している．離脱できなかった2症例は，最終的に心臓移植を行ったが，本治療を行った4症例の心筋組織を用いて血管密度を解析したことろ，いずれの症例の血管密度も向上しており，非臨床研究で得た結果との相同性が認められた．

2 補助人工心臓を装着していない拡張型心筋症患者，虚血性心筋症患者に対する筋芽細胞シート移植治療

われわれは，補助人工心臓を装着していない拡張型心筋症患者8名，虚血性心筋症患者8名に対して自己筋芽細胞シートを移植し，本治療法の安全性・認容性を確認した．現在のところ，筋芽細胞シートに関連した重篤な有害事象を認めず，安全性を確認できている．また，一部の患者において左室収縮能の改善，臨床症状の改善が得られており，シートを移植した患者の予測生命予後は，左室形成を受けた患者と比較して良好であった（図3）．また，本治療法は，多施設にて企業治験を7例行い安全性が検証された[16]．今後，これらのデータをもとに薬事申請が行われ，市販化されることが期待される．

3 小児拡張型心筋症患者に対する筋芽細胞シート移植治療

成人に続いて，小児拡張型心筋症患者に対する筋芽細胞シートの臨床応用を開始しており，2014年に1例目の筋芽細胞シート移植を行い，現在経過観察中である．小児における心不全治療においては，現在，小児用の小型人工心臓は存在せず，心臓移植もドナー不足のため，ほとんど行われていないのが現状である．本治療法により，症状の緩和，病状

第2章 再生医療の臨床応用

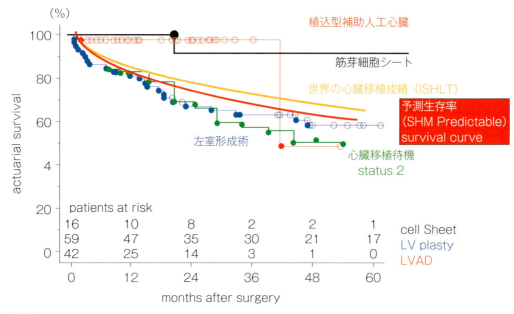

図3 重症心不全に対する各種治療成績

の進行を遅らせ身体を大きくして，将来成人の人工心臓を装着し，最終的には成人期に心臓移植を行うことを目標としている．筋芽細胞シートの適応拡大のため，小児重症心不全患者に対する筋芽細胞シートの医師主導型治験を計画している．

文 献

1) Memon IA, et al: Combined autologous cellular cardiomyoplasty with skeletal myoblasts and bone marrow cells in canine hearts for ischemic cardiomyopathy. *J Thorac Cardiovasc Surg* **130**：646-653, 2005
2) Fujita T, et al: Clinical impact of combined transplantation of autologous skeletal myoblasts and bone marrow mononuclear cells in patients with severely deteriorated ischemic cardiomyopathy. *Surg Today* **41**：1029-1036, 2011
3) Miyagawa S, et al: Combined autologous cellular cardiomyoplasty using skeletal myoblasts and bone marrow cells for human ischemic cardiomyopathy with left ventricular assist system implantation: report of a case. *Surg Today* **39**：133-136, 2009
4) Shimizu T, et al: Two-dimensional manipulation of cardiac myocyte sheets utilizing temperature-responsive culture dishes augments the pulsatile amplitude. *Tissue Eng* **7**：141-151, 2001
5) Miyagawa S, et al: Tissue cardiomyoplasty using bioengineered contractile cardiomyocyte sheets to repair damaged myocardium: their integration with recipient myocardium. *Transplantation* **80**：1586-1595, 2005
6) Memon IA, et al: Repair of impaired myocardium by means of implantation of engineered autologous myoblast sheets. *J Thorac Cardiovasc Surg* **130**：1333-1341, 2005
7) Kondoh H, et al: Longer preservation of cardiac performance by sheet-shaped myoblast implantation in dilated cardiomyopathic hamsters. *Cardiovasc Res* **69**：466-475, 2006

D. 重症心不全に対する心筋再生治療法の開発

8) Hata H, et al: Grafted skeletal myoblast sheets attenuate myocardial remodeling in pacing-induced canine heart failure model. *J Thorac Cardiovasc Surg* 132 : 918-924, 2006
9) Miyagawa S, et al: Impaired Myocardium Regeneration With Skeletal Cell Sheets-A Preclinical Trial for Tissue-Engineered Regeneration Therapy. *Transplantation* 90 : 364-372, 2010
10) Shudo Y, et al: Establishing new porcine ischemic cardiomyopathy model by transcatheter ischemia-reperfusion of the entire left coronary artery system for preclinical experimental studies. *Transplantation* 92 : e34-35, 2011
11) Hoashi T, et al: Skeletal myoblast sheet transplantation improves the diastolic function of a pressure-overloaded right heart. *J Thorac Cardiovasc Surg* 138 : 460-467, 2009
12) Saito S, et al: Myoblast sheet can prevent the impairment of cardiac diastolic function and late remodeling after left ventricular restoration in ischemic cardiomyopathy. *Transplantation* 93 : 1108-1115, 2012
13) Uchinaka A, et al: Transplantation of elastin-secreting myoblast sheets improves cardiac function in infarcted rat heart. *Mol Cell Biochem* 368 : 203-214, 2012
14) Sekiya N, et al: Layered implantation of myoblast sheets attenuates adverse cardiac remodeling of the infarcted heart. *J Thorac Cardiovasc Surg* 138 : 985-993, 2009
15) Sawa Y, et al: Tissue engineered myoblast sheets improved cardiac function sufficiently to discontinue LVAS in a patient with DCM: report of a case. *Surg Today* 42 : 181-184, 2012
16) Sawa Y, et al: Safety and Efficacy of Autologous Skeletal Myoblast Sheets (TCD-51073) for the Treatment of Severe Chronic Heart Failure Due to Ischemic Heart Disease. *Circ J* 79 : 991-999, 2015

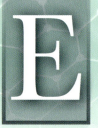

半月板,靱帯の再生医療

中田 研,下村和範,武 靖浩

1 病態

1 半月板,靱帯の組織の特徴と再生医療

　半月板と靱帯は,いずれも関節を構成する結合組織であり,運動器・支持組織として関節にかかる力を分散し,または衝撃を吸収し,体の動きや外からの力に対し関節を安定させる生体力学的機能を担う.

　半月板は,荷重関節である膝関節内で大腿骨と脛骨の間にある軟骨組織で,その構成成分は線維軟骨細胞である半月板細胞とⅠ型,Ⅱ型コラーゲンやプロテオグリカンを主とする豊富な細胞外マトリックスよりなる.細胞外マトリックスが圧縮や剪断応力に抗し,歩行時やジャンプなどの踏み切りや着地,切り返しの動作において関節にかかる荷重を分散し,また,衝撃を吸収して,関節安定性,滑動性を向上するなど重要な生体力学的機能を担っている（図1a, 2）[1~3].

　一方,靱帯は,関節の周囲や内部にあり,骨と骨とを引きつないで引っ張り張力に抗するひも状の線維性結合組織であり,その構成成分は線維芽細胞である靱帯細胞と主にⅠ型,Ⅲ型コラーゲンからなる細胞外マトリックスである.線状分子であるコラーゲン分子が並行に並んで,強靱な膠原線維となって引っ張り張力に抗する特徴的な細胞外マトリックスをもつ.この膠原線維は,靱帯に存在する線維芽細胞である靱帯細胞により産生されるが,靱帯の引っ張り張力に抗する生体力学的特徴は靱帯の細胞外マトリックスである膠原線維が担っている.動作や外力に対して,関節が脱臼や亜脱臼などの異常な動きを防ぎ関節を安定化し,また関節の屈伸や回旋など運動のガイドとなる生体力学的機能を担う（図1b）.

　半月板・靱帯の両組織は,スポーツ活動や日常生活動作（ADL）において損傷される頻度も高いが,これらの組織に血管や神経は乏しいため自然修復能は低く,また外科的治療では修復術や再建術が行われるが,それぞれ限界や課題があり,再生医療による治療が

E. 半月板，靱帯の再生医療

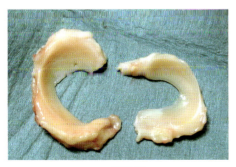

a. 半月板
・荷重分散　・滑動
・衝撃吸収　・知覚
・安定性

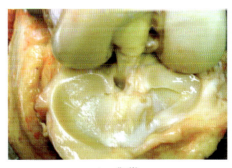

b. 靱帯
・安定性
・動きのガイド
・知覚

図1　半月板，靱帯の機能
半月板は，荷重分散，衝撃吸収，安定性，滑動，知覚の機能をもち，靱帯は，安定性，動きのガイド，知覚の関節の重要な生体力学的機能を担っている．

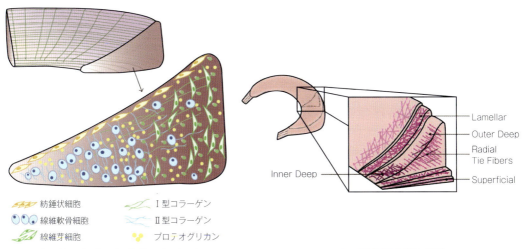

紡錘状細胞　　　I型コラーゲン
線維軟骨細胞　　II型コラーゲン
線維芽細胞　　　プロテオグリカン

a. 半月板の細胞と細胞外マトリックス　　　b. 半月板実質の構造

図2　半月板の細胞と細胞外マトリックス
半月板は，細胞成分として紡錘状細胞，線維軟骨細胞，線維芽細胞からなり，細胞外マトリックスは，主にI型，III型コラーゲンからなる強靱な膠原線維とプロテオグリカンを含む

期待される．現在，再生医療の臨床実用化に向けて研究が進められているが，半月板や靱帯の細胞治療による再生医療が成功するには，その細胞が生物学的に機能して細胞から産生される細胞外マトリックスが半月板や靱帯に必要な圧縮や剪断応力，または引っ張り張力に抵抗できるものであることが必要である．通常，細胞移植など再生医療での治療直後

は，細胞が産生する細胞外マトリックスは幼若であるので，その後，時間経過とともに，また治療後の力学的負荷とともに細胞外マトリックスのリモデリング（再構築）が起こり，細胞外マトリックスが必要な強度や粘弾性などの力学的特性をもつようになる．そのリモデリングの期間は，治療組織に過負荷を避けることや治療組織とその周囲の筋力や可動域を再獲得することが重要である．つまり，運動器の再生医療の実用化のためには，リハビリテーションは非常に重要だといえる．

2 半月板損傷の病態

半月板損傷は，膝関節の疼痛や動作においてひっかかり症状などの機械的症状を生じる．半月板は弾力性のある組織であり，膝関節の屈伸の動きに伴い関節内で位置を変えて動き，また形を変えているが，損傷した半月板では膝関節の屈伸の動きに伴い損傷部が開大するなど正常と異なる動き・変形を示し，損傷部分が不安定となる[4]．重症例では，嵌頓症状，またはロッキングといわれる関節がある角度で自動運動できなくなる症状も生じる．さらに重要なことは，半月板損傷では疼痛やひっかかり，ロッキングの症状のみならず，膝関節の荷重分散機能や衝撃吸収機能が損なわれるため，半月板損傷は膝関節軟骨の障害や関節炎，滑膜炎を引き起こし，変形性膝関節症を惹起することが知られている．変形性膝関節症は，高齢者の運動機能の低下の大きな要因であるため，半月板の機能を温存することは高齢化の進む世界中の国々で大きな課題となっている．

3 半月板損傷の従来治療と再生医療

半月板損傷に対し，現在のところ根治的な薬物療法はなく，疼痛症状の緩和に消炎鎮痛薬が用いられる．軽微な半月板損傷に対しては，安静や可動域を制限して過度の運動を避けることにより損傷部への力学的負荷を軽減し，関節を支持する筋力増強訓練など保存治療が行われる．より重症の半月板損傷には，関節鏡視下手術にて損傷部に対し半月板切除術，または縫合手術が行われている．しかし，半月板縫合術は血行のある縦断裂などは良い適応であるが，半月板損傷のさまざまな損傷形態に対して，現時点では半月板縫合術の適応は限られている．血行の乏しい部分での損傷では，半月板縫合術による修復は困難であり，関節鏡視下半月板部分切除術，亜全摘手術，または全摘出術が行われる．半月板切除術後は，半月板は再生しないため生体力学的機能が損なわれ，膝関節での過負荷により関節軟骨の損傷や変性をきたし変形性関節症を続発する．これらを防ぐために，できるかぎり半月板温存を目指し，関節鏡視下手術の医療機器の進歩や手技の開発により半月板縫合術の適応は拡大されている[5]．保存治療や手術による修復術においても，数カ月にわたる長期間のリハビリテーションが必要になること，また部分切除，亜全摘出手術などでは，切除摘出された半月板は欠損を生じ，十分な機能の回復が得られないことが半月板の

E. 半月板，靱帯の再生医療

従来治療の問題点である

これらの半月板の従来治療の問題点を解決するために，半月板の修復をより促進し，または欠損のある半月板を再生するために，再生医療による治療の研究が行われている（**図3**）．半月板は，細胞と豊富な細胞外マトリックスから構成され，特に運動器として重要な機能である荷重分散や衝撃吸収，関節安定性などの生体力学的機能は細胞外マトリックスが担っている．再生医療による機能回復のためには，これら細胞外マトリックスが再生することが必要である．つまり，細胞を用いた再生医療が成功するためには，良好な細胞外マトリックスをもつ組織が形成されることが必要である．

今までに半月板の再生医療の研究に用いられた細胞は，関節軟骨細胞や線維軟骨細胞，滑膜細胞，半月板細胞と骨髄由来幹細胞，滑膜由来幹細胞があり，また成長因子は，TGF-b1，bFGF，IGF，CDMP-2，PDGF-BB，BMP-2，BMP-7（OP-1）などがある（**表1**）．また，細胞外マトリックスとして，**表2**に示した化学合成材料と生体由来材料などが細胞とともに再生医療の研究に用いられてきた．細胞と生体由来材料を用いた再生医療では，その生体由来材料についても安全性，有効性を明らかにすることが必要であり，再生医療等製品で用いられる生体由来材料についての指標はいまだ明らかではないが，生体由来材料を利用した医療機器に関する評価指針案が作られている[6]．ヒト臨床では，半月板切除術後に同種間葉系幹細胞を関節内に注射することにより，2年後に細胞を注射しなかった群より疼痛スコアが有意に改善した[7]．腸骨骨髄からの自家未分化間葉系細胞をコラーゲン細胞担体とともに半月板の無血行野の損傷部に移植縫合するfirst-in-humanでの臨床研究により，術後2年で5例中3例で症状なく，MRIで再損傷像は認められず膝機能は改善した[8]．

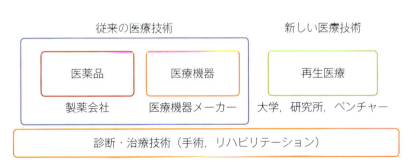

図3 従来の医療技術と新しい医療技術による医療イノベーション
医薬品，医療機器の従来の医療技術に加えく，新しい医療技術である再生医療は医療イノベーションとなるが，いずれも高い効果を得るには，正しい診断と手術やリハビリテーションを含む治療技術を適切に用いることが必要である．

表1 半月板の再生医療研究に用いられた細胞と成長因子

細 胞	成長因子
関節軟骨細胞	TGF-β1
線維軟骨細胞	bFGF
滑膜細胞	IGF
半月板細胞	CDMP-2
骨髄由来幹細胞	PDGF-BB
滑膜由来幹細胞	BMP-2 BMP-7 (OP-1)

表2 半月板の再生医療研究に用いられた細胞外マトリックス

化学合成材料	生体由来材料
カーボン	ヒアルロン酸
PLLA	コラーゲン
ウレタン	半月板断片
ポリエステル	SIS
PGA	脱細胞化半月板
PCL ゼラチンハイドロゲル アガロース	

SIS：small intestinal submucosa, PGA：ポリグリコール酸, PCL：ポリカプロラクトン

4 靱帯損傷の病態

　関節の靱帯は，関節の安定性にとって重要な組織であり，コラーゲンを主とする膠原線維よりなるが，関節に過大な力がかかると靱帯の断裂をきたし，関節が亜脱臼，または脱臼を起こす．靱帯損傷は，通常，受傷時から2～3週間の急性期には関節とその周囲の出血や腫脹，発熱などの炎症所見を呈する．靱帯損傷では，部位や損傷程度により保存治療にて修復し回復する場合と周囲の血流の乏しい部位や重症例では，保存治療では修復せず十分な機能回復が得られない場合がある．膝関節の前十字靱帯（anterior cruciate ligament：ACL）や後十字靱帯損傷は関節内組織であり治癒力は乏しいため，保存治療では治癒しがたい．靱帯損傷後に機能不全のまま経過すると，関節の不安定性のため動作や外力により関節の脱臼や亜脱臼を引き起こす．このような関節の脱臼や亜脱臼が繰り返し起こり慢性期となると関節へのストレスから変形性関節症を引き起こす．特に膝関節の重要な靱帯であるACLは，運動時の膝関節の前方安定性と回旋安定性を担っているため，ACL損傷による機能不全は膝関節の異常な動きから半月板損傷や関節軟骨障害を引き起こし，変形性関節症の誘因となる．

5 靱帯損傷の従来治療と再生医療

　靱帯損傷に対する治療は，足関節外側靱帯損傷や膝関節内側側副靱帯損傷などの軽傷例では保存治療により損傷靱帯の修復から機能的な回復が得られるが，より高度の靱帯断裂や断端部が離れている場合などには外科的な靱帯縫合修復術が必要となる．また，関節内靱帯である膝ACLや後十字靱帯損傷などでは，周囲からの血行や細胞の浸潤が乏しく治

癒力が低いため，縫合術による手術治療では十分な力学的安定性が得られず，また陳旧例では断裂部が吸収されて退縮していることも多く，治療は自家腱や同種腱を移植する靱帯再建術が行われる．

ACL損傷に対し，多くの研究成果により腱移植の靱帯再建手術により膝関節安定性が再獲得できるようになった．しかし，今後解決すべき問題点として，腱移植による靱帯再建術は治療期間が数週間〜数カ月要することであり，特に移植腱と骨孔の生物学的固着には時間がかかり，正常の靱帯骨結合より力学的に弱いことである．移植腱は骨孔を通してスクリューやボタンにて初期固定されるが，細胞を用いた再生医療により治療期間の短縮や移植腱と骨孔との癒合がより強固になることで，これらの課題を解決して，より早期に関節安定性の機能回復ができることが望まれる．ウサギ実験動物を用いて，骨孔内に骨髄由来幹細胞とPRP（多血小板血漿）やVEGFを同時に注入することやBMP-2やRunx2, bFGFとBMP-2の組み合わせの高発現の幹細胞を用いることによりACL再建靱帯と骨孔との治癒を促進した[9-13]．それ以外にも，ラット，犬を用いて，滑膜由来幹細胞や腱由来幹細胞などを用いて，腱と骨孔の治癒を促進する研究は多く報告されてきた．これらの作用は，用いた細胞が産生した細胞外マトリックスによる影響か，または細胞から産生される成長因子や抗炎症作用の整理活性分子による影響と考えられる．MSCがACL術後の炎症関連分子の発現を変えることが報告[14]されている．

再生医療の効果・臨床応用

半月板，靱帯損傷に対する再生医療の効果

半月板，靱帯損傷に対する細胞を用いた再生医療の効果として，以下のものが期待される．

①半月板損傷や靱帯損傷で縫合修復術が可能で縫合した場合，縫合修復を行った部位の治癒を促進し治療期間が短縮されるか，または従来の治療では治癒困難な重症例が治療可能となる．

②半月板の欠損部に対し，細胞，または細胞外マトリックスと細胞を用いた治療により欠損部が再生し，半月板機能が回復する．

③靱帯再建術において移植腱の骨付着部分での治癒，リモデリングを促進し，治療期間が短縮される．

④靱帯損傷において修復術による修復靱帯や再建術での移植腱の生体力学的強度が増し，より正常に近い状態に回復する．

半月板や靱帯の損傷は，比較的若年者にも多いため，このような効果が細胞治療による再生医療により達成され関節の機能を長期にわたり維持できること，さらに変形性関節症が予防できることが最終的な治療効果として期待される．運動器の関節疾患の予防は，健康寿命の延伸にとって重要であるため，関節の機能を回復して長期に機能維持できる再生医療が効果を挙げることは，超高齢社会で健康維持に大きな意義をもつと考えられる．

2 臨床応用：再生医療で求められるリハビリテーション

現状では，半月板，靱帯の再生医療による治療は，動物実験などさまざまな研究が行われているが，臨床応用の実用化は限定的である[7,8]．従来の治療法で治癒困難な半月板損傷に対して，ヒト幹細胞を用いて半月板修復術を促進する臨床研究が試されており，半月板縫合術と細胞治療による組み合わせにより無血行野の修復が促進することが期待される．

運動器における細胞移植の再生医療では，移植直後には細胞外マトリックスはまだ未熟で幼若であり力学的強度は弱いため，術直後は治療部分を保護することと細胞が産生する細胞外マトリックスが蓄積してリモデリングが進むにつれて，徐々に荷重や負荷を増やし，最終的には日常生活やスポーツなどの高い負荷に耐えうるリハビリテーションの指導と実施が重要になる．コラーゲンやポリウレタンを用いた細胞外マトリックスの移植により細胞が浸潤して修復されることを目的としたヒト臨床でのリハビリテーションでは，術後3週間は免荷して，その後に5週間をかけて徐々に部分荷重を増やしていくように指示している．可動域は，術直後より最初の2週間は0〜30°を，術後3週で0〜60°，術後4〜6週にて0〜90°と制限している．術後13週より切り返し動作のない平地でのジョギング程度の軽いエクササイズを許可し，術後6カ月から他人との接触のない種目でのスポーツを始め，術後9カ月でより高い活動性のスポーツを許可しており，細胞治療による再生医療でのリハビリテーションにて参考になると考えられる[15]．

3 今後の展望

半月板，靱帯損傷に対して，今後は細胞を用いた再生医療の臨床応用，実用化が試されるが，治療効果のある再生医療のためには，細胞が半月板や靱帯組織に豊富にある細胞外マトリックスを生成して機能する必要がある．細胞から産生される細胞外マトリックスは，治療直後は幼若であり力学的に弱いので，治療後の荷重や動きを制限して力学的負荷を制御し，適切なリハビリテーションの指導，実施が行われることが重要である．適切なリハビリテーションにより，細胞治療後に時間経過とともに細胞外マトリックスが適切な

E. 半月板, 靱帯の再生医療

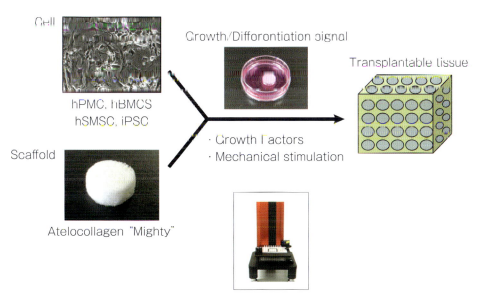

図4　半月板の再生医療の例
再生医療では，細胞と細胞外マトリックスと増殖，分化シグナルが必須であるが，細胞としてヒト初代培養半月板（hPMC），ヒト骨髄由来幹細胞，ヒト滑膜由来幹細胞，iPS細胞などが候補であり，細胞外マトリックスとしては生体力学的強度のあるアテロコラーゲンマイティー（株式会社高研）や，成長因子や繰り返し力学負荷装置（CLS，テクノビュー，大阪枚方）などを成長分化シグナルとして用いて，移植可能な組織を作成することが一例としてある[15〜17]．

リモデリングを受けて，半月板や靱帯組織の特徴である圧縮や引っ張り応力に抗する生体力学的特徴を発揮することによって半月板，靱帯の再生医療が成功すると考えられる．細胞による細胞外マトリックスの産生や，その細胞外マトリックスによる正常な組織に近似した組織学的構築と生体力学的に機能を果たすには，数カ月〜数年にわたる長期にわたり術後のリハビリテーションや活動度をコントロールする必要があると考えられる．

生体力学的に強度のある細胞外マトリックスを用いて，いかに運動器として生体力学的機能を早く回復させられるかが課題である．細胞と強度のある細胞外マトリックスの両者を用いて，これらの課題が解決できれば，半月板，靱帯のみならず，腱，骨，関節軟骨など運動器の再生医療の可能性が大きく広がると考えられる．

われわれは，再生医療に利用できる細胞外マトリックスとして，半月板に近似した生体力学的特徴をもつコラーゲン由来の細胞の足場となる半月板補填材の基礎的研究，トランスレーショナルリサーチ（橋渡し研究）とヒト臨床研究を行っている[16〜18]．また，このコラーゲン半月板補填材とともにヒト滑膜由来細胞を用いて三次元培養を行い，繰り返し力学負荷による細胞応答を確かめているが，今後，適切な補填材料として医療機器としての臨床実用が可能になれば，再生医療で応用できると考えている（図4）．

第 2 章　再生医療の臨床応用

文　献

1) Nakata K, et al: Human meniscus cell: characterization of the primary culture and use for tissue engineering. *Clin Orthop* (391Suppl): S208-S218, 2001
2) 中田　研：結合組織と関節の構造と機能　第12章　免疫関連疾患．黒川　清，他（編）：内科学　第2版．文光堂，2003，pp2157-2161
3) 中田　研：線維軟骨（半月板）．長野　昭，他（編）：整形外科専門医テキスト．南江堂，2010，pp37-41
4) Amano H, et al: Analysis of displacement and deformation of the medial meniscus with a horizontal tear using a three-dimensional computer model. *Knee Surg Sports Traumatol Arthrosc* **23**: 1153-1160, 2015
5) 中田　研，他：半月板修復術の適応拡大と術式の工夫　吉矢晋一（編）：スキル関節鏡下手術アトラス膝関節鏡下手術．文光堂，2010，pp252-263
6) 国立医薬品食品衛生研究所：生体由来材料を利用した新規機能を有する医療機器に関する評価指標案 http://dmd.nihs.go.jp/jisedai/ URL エラー
7) Vangsness CT Jr, et al: Adult human mesenchymal stem cells delivered via intra-articular injection to the knee following partial medial meniscectomy: a randomized, double-blind, controlled study. *J Bone Joint Surg Am* **96**: 90-98, 2014
8) Whitehouse MR, et al: Repair of Torn Avascular Meniscal Cartilage Using Undifferentiated Autologous Mesenchymal Stem Cells: From In Vitro Optimization to a First-in-Human Study. *Stem Cells Transl Med* **6**: 1237-1248, 2017
9) Teng C, et al: Combination of platelet-rich plasma and bone marrow mesenchymal stem cells enhances tendon-bone healing in a rabbit model of anterior cruciate ligament reconstruction. *J Orthop Surg Res* **11**: 96, 2016
10) Chen B,et al: Enhancement of tendon-to-bone healing after anterior cruciate ligament reconstruction using bone marrow-derived mesenchymal stem cells genetically modified with bFGF/BMP2. *Sci Rep* **6**: 25940, 2016
11) Setiawati R,et al: Early Graft Tunnel Healing After Anterior Cruciate Ligament Reconstruction With Intratunnel Injection of Bone Marrow Mesenchymal Stem Cells and Vascular Endothelial Growth Factor. *Orthop J Sports Med* **5**: 2325967117708548, 2017
12) Zhang X, et al: Runx2-Modified Adipose-Derived Stem Cells Promote Tendon Graft Integration in Anterior Cruciate Ligament Reconstruction. *Sci Rep* **6**: 19073, 2016
13) Kawakami Y, et al:Anterior Cruciate Ligament-Derived Stem Cells Transduced With BMP2 Accelerate Graft-Bone Integration After ACL Reconstruction. *Am J Sports Med* **45**: 584-597, 2017
14) Muir P, et al: Autologous Bone Marrow-Derived Mesenchymal Stem Cells Modulate Molecular Markers of Inflammation in Dogs with Cruciate Ligament Rupture. *PLoS One* **11**: e0159095, 2016
15) Moran CJ, et al: Verdonk PC. Clinical Application of Scaffolds for Partial Meniscus Replacement. *Sports Med Arthrosc* **23**: 156-161, 2015
16) Muroi Y, et al: Effects of compressive load on human TMJ synovium-derived cells. *J Dental Res* **86**: 786-791, 2007
17) Akamine Y, et al: Prolonged matrix metalloproteinase-3 high expression after cyclic compressive load on human synovial cells in three-dimensional cultured tissue. *Int J Oral Maxillofac Surg* **41**: 874-881, 2012
18) Shimomura K, et al: Cyclic compressive loading on 3D tissue of human synovial fibroblasts upregulates prostaglandin E2 via COX-2 production without IL-1β and TNF-α. *Bone Joint Res* **3**: 280-288, 2014

第3章
再生医療とリハビリテーション

over view

再生医療に求められる
リハビリテーション

川平和美

1 はじめに

近年，これまで治療が難しかった疾患や障害に対する新たな治療法として再生医療が期待され，わが国では再生医療推進法により実用化の体制が整い，基礎研究の成果を臨床で生かす試みが始まっている．再生医療は病気や障害の原因となっている組織を正常な組織と細胞レベルで入れ変える根治療法であることから，治療が実施できれば完治するとの期待があった．しかし，臨床応用が現実のものとなってさまざまな治験が始まると，移植した組織を活着させ，さらにホストの組織との融合によって十分な機能を発揮させるには，リハビリテーション医療の併用が不可欠であることが明らかになっている．

しかし，再生医療が求めているリハビリテーション医療は，他動運動や筋力増強訓練，オバーグランドの歩行訓練などの従来のリハビリテーション手法だけでなく，図1 に示すように，組織再生に最適な時期に最適な刺激・負荷を選択し，再生医療の前後でさまざまに変化する身体・組織への負荷量を調整できる技術（脊髄損傷部位や神経接合部，脳梗塞部位への力学的あるいは興奮伝達の負荷，骨関節や関節面・筋組織への力学的負荷，心臓や血管など心血管系への筋収縮や血圧の負荷，インスリンなど内分泌系への食事・運動の負荷）を備える必要がある．

目的は，再生医療が最大の効果を発揮できるように組織の融合を進めること，再生医療の準備期間から実施後の期間まで患者の健康維持・増進と身体的負荷の減少に伴う廃用症候群の予防である．特に患者から組織の採取と培養が必要な場合，この間のリハビリテーションによって全身状態と移植予定部位の環境を良好に保つことが重要となる．

代表的なものは，熱傷後の皮膚移植までの創部の拘縮と外傷の予防，軟骨や半月板の移植術の前後[1, 2]，脊髄損傷の歩行不能例に免荷トレッドミルやロボットを用いた歩行訓練によって抗重力位での身体活動の増加[3]，痙縮抑制下で麻痺肢の運動が楽にできる運動浴，心血管系の負荷軽減と循環動態の改善を図ることができる和温療法[4] などが挙げられる．

over view 再生医療に求められるリハビリテーション

```
                組織再生に最適な時期に，最適な刺激・負荷を選択
            ┌─────────────────────────────────────────────────┐
            │ 神経路の再建                                     │
            │    上肢：促通反復療法，機能的電気刺激法，DAViS，BMI，│
  神経系 ╲   │         ロボット，CI療法，強化作業療法            │
         ＞ │    下肢：促通反復療法，機能的電気刺激法，DAViS，ロボット│
  関節系 ╱   │    ＊軸索の伸長期には試行錯誤の少ない治療法       │
            ├─────────────────────────────────────────────────┤
            │    歩行：overground training，BWSTT，ロボット，運動浴│
            ├─────────────────────────────────────────────────┤
            │    軟骨の生着：tissue engineering                │
            │ 関節面，筋組織への力学的負荷                      │
            └─────────────────────────────────────────────────┘
  消化器系：│ 運動／食事などの内分泌系への負荷                  │
  心血管系：│ 心血管系への筋収縮や血圧の負荷                    │
  基礎的  ：│ 廃用予防：関節可動域訓練，運動(歩行，BWSTT，ロボット，…)│

               ◢█████ 組織融合 ██████◣
          培養材   再生      リハビリテーション
          の採取   医療
                       時間経過
```

図1 再生医療とリハビリテーション
再生医療の前後のリハビリテーションは，組織再生に最適な時期に，最適な刺激・負荷を選択することが求められている．
DAViS：振動刺激痙縮抑制法，BMI：brain machine interface，CIMT：拘束運動療法，BWSTT：body weight supported treadmill taining

　移植組織と宿主組織との融合による機能再建で，特に治療技術の向上が求められるのは神経系の再生医療である．移植した神経組織には既存の神経組織と融合するだけでなく，情報処理網として機能することが求められる．つまり，母指の運動を回復するためには大脳皮質運動野の母指の支配領域→母指の運動の脊髄前角細胞→母指の筋への神経路の再建・強化を促進する神経路レベルのリハビリテーションが求められる．患者に試行錯誤のなかで目標の神経路をみつけることを求めるのではなく，治療者が目標の神経路の興奮水準を選択的に高めて，試行錯誤なしで目標の神経路への興奮伝導を実現し，反復できる手法が望ましい．このためには，神経路レベルの興奮伝達と反復の手法である促通反復療法[5,6]や機能的電気刺激法やそれを応用した HANDS（hybrid assistive neuromuscular dynamic stimulation）[7]，BMI（brain machine interface）[8]，特に持続的電気刺激下での促通反復療法[9]や神経路の興奮水準を調整できる経頭蓋直流電流刺激（transcranial direct current stimulation：tDCS），経頭蓋磁気刺激（transcranial magnetic stimulation：TMS）[10]，振動刺激痙縮抑制法（direct application of vibratory stimulation：DAViS）[11]などとの併用療法などの手法を目指す必要がある．手指の屈伸ができる例には物品操作を行う拘束運動療法（constraint induced movement therapy：CIMT）や強化作業療法の

第3章 再生医療とリハビリテーション

適応があるが，軸索の伸張する時期に本人のみが頑張って運動課題を行う手法は，軸索の伸張と結合に混乱が生じて治療効果を減弱させる可能性がある[12]ことから，再生医療後の早期はできるだけ試行錯誤を避けた神経路レベルの治療ができる手法を用いることが好ましい．

ロボットの使用については使い分けが必要である．重度の障害では長下肢装具や免荷装置の役割も代行する介護用ロボットを用いて健康増進のために運動量を増やすことを優先し，随意性がある程度ある例では患者の運動努力とロボットの運動を一致させる機能を備えた訓練用ロボット（意図実現型）を用いて[3,13]，麻痺の改善や歩行回復など神経路の再建・強化，運動学習を効果的に進めることを重視する．

再生医療が臨床的に大きな成果を挙げるためには，それを支える基盤的な治療，すなわち少ない患者負担で最大の効果を実現するリハビリテーション技術の開発が今後の大きな課題である．しかし，具体的手法はこれまでの治験が少なく，今後の研究開発と治験の集積に負う部分が大きいので，再生医療について専門的な知識と技術を有するリハビリテーションスタッフの養成とロボット技術や移植された細胞や組織とホスト側の組織との親和度を高める技術を融合した効果的なリハビリテーションの確立を急ぐ必要がある．

文 献

1) 金本隆司，他：再生医学のいま―基礎研究から臨床への展開に向けて（23）軟骨の再生医療．治療 **90**：2740-2744, 2008
2) 中田 研，他：運動器の再生医療 臨床応用への関門，半月板の再生医療，臨床応用への関門．日整会誌 **82**：647-653, 2008
3) 山海嘉之，他：ニューロリハの最前線 サイバニクスを駆使した HAL（Hybrid Assistive Limbs）最前線．分子脳血管病 **11**：261-270, 2012
4) 鄭 忠和：和温療法：全人的医療．呼と循 **61**：774-781, 2013
5) 川平和美，他：片麻痺回復のための運動療法；促通反復療法「川平法」の理論と実際 第3版．医学書院，2017
6) Shimodozono M, et al：Benefits of a repetitive facilitative exercise program for the upper paretic extremity after subacute stroke：A randomized controlled trial. *Neurorehabil Neural Repair* **27**：296-305, 2013
7) Fujiwara T, et al：Motor improvement and corticospinal modulation induced by hybrid assistive neuromuscular dynamic stimulation (HANDS) therapy in patients with chronic stroke. *Neurorehabil Neural Repair* **23**：125-132, 2009
8) Kasashima-Shindo Y, et al：Brain-computer interface training combined with transcranial direct current stimulation in patients with chronic severe hemiparesis：Proof of concept study. *J Rehabil Med* **47**：318-324, 2015
9) Shimodozono M, et al：Repetitive facilitative exercise under continuous electrical stimulation for severe arm impairment after subacute stroke：a randomized controlled pilot study. *Brain inj* **28**：203-210, 2014
10) Etoh S, et al：Effects of repetitive facilitative exercise with neuromuscular electrical stimulation, vibratory stimulation and repetitive transcranial magnetic stimulation of the hemiplegic hand in chronic stroke patients. *Int J Neurosci* **126**：1007-1012, 2016

11) Noma T, et al : Anti-spastic effects of the direct application of vibratory stimuli to the spastic muscles of hemiplegic limbs in post stroke patients : a proof of principle study. J Rehabil Med　44 : 325-330, 2012
12) Wahl AS, et al : Asynchronous therapy restores motor control by rewiring of the rat corticospinal tract after stroke. Science　13 : 1250-1255, 2014
13) 川平和美, 他 : リハビリテーションロボットに求められるものは？　日本機会学会誌　119 : 14-16, 2016

A. ロボット

1 サイバニクス治療：医療用HALによる機能再生治療

山海嘉之，櫻井　尊

1 はじめに

　再生医療，免疫学，分子生物学などの最新医療の発達によって，自己治癒力の重要性はさらに高まっており，損傷部位を修復する機能を高めたり免疫機能を強化したりといった広い意味での「再生医療・修復医療」への期待が高まっている．機能の再生について考えてみると，古代から引き継がれてきた自己治癒による再生の考えと最新の科学技術を駆使した機能再生・機能改善の考えが連動し，「機能再生医療」という枠組みを進化・発展させることがそろそろ視野に入ってきた．また，高度な電子技術，人工知能，制御技術，ロボット技術，IoT技術，ビッグデータ処理などの技術開拓は驚異的な速度で発展しており，Society5.0を牽引する科学技術として「サイバニクス：人・ロボット・情報系の融合複合」[注1]を駆使して研究開発されるさまざまな革新的サイバニックシステムは，「再生医療」をさらに拡充した「機能再生医療」の開拓にも重要な役割を演ずる．

　本節では，革新的サイバニックシステムの1つとして，世界初のサイボーグ型ロボット「HAL®」によるサイバニクス治療（cybernic treatment）を「機能再生医療」と位置づけ，適用事例を交えながら当該領域の最前線の状況について述べる．

注1）　サイバニクス（cybernics）とは，cybernetics, mechatronics, informaticsを中心に，脳・神経科学，行動科学，ロボット工学，情報技術（IT），システム統合技術，生理学，心理学，哲学，倫理，法律，経営などを融合複合した新領域である．患者の病因・身体状態といったヒューマンファクター（人間の神経生理学・生体力学・心理学的な要素など），高度な医学的専門性，社会実装に向けて必要となる国際ルールや法律・規制など，人や社会に関わる課題を総合的・複眼的に扱うことができるサイバニクスは，さまざまな課題が混在した現実の複合課題の解決に威力を発揮する．わが国でのイノベーション・エコシステムの構築のため，関係省庁とも連携しながら「サイバニクス」というインターディシプリナリーな新領域開拓が推進され，産官学異分野連携によるエコシステムへの参画（研究者・組織などの参画を含む）が活発化しており，国際教育研究拠点・革新的医療イノベーション推進拠点の形成が進められている．

A. ロボット　1. サイバニクス治療：医療用HALによる機能再生治療

2 サイバニクス治療

　再生医療では，医療として最終的には生体組織が適切に機能することが求められる．本項では，機能不全に陥った生体が最終的に機能再生したり機能改善したりすることを扱う「機能再生医療」という考えで，再生医療をさらに広い枠組みで捉える．その観点から，サイバニクス技術を駆使して研究開発された医療用HALにより実現される「サイバニクス治療（cybernic treatment）」は，脳・神経・筋系の機能改善・機能再生を促進する「機能再生医療」として位置づけられる．

　サイバニクス治療を行うことを目的として開発された医療用HALは，装着者の脳神経系からの動作意思を反映した微弱な生体電位信号（bio-electrical signal：BES）で機能する「サイバニック随意制御系」，姿勢や重心バランスなどの装着者の動作情報を人工知能処理し機能する「サイバニック自律制御系」，装着者の人間特性に適応調整される「サイバニックインピーダンス制御系」，および，これらを組み合わせた「サイバニックハイブリッド制御系」などで構成される革新的サイバニックシステムである（**図1，2**）．HALの研究開発に関しては，1991年から基礎研究が始まり，原理づくりの段階から医療用途を目指して研究開発を推進してきた．基礎技術が確立できてくると，医学的効果・効能を

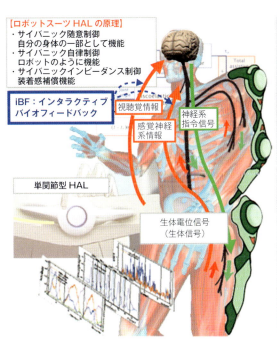

図1　HALの動作原理

第3章 再生医療とリハビリテーション

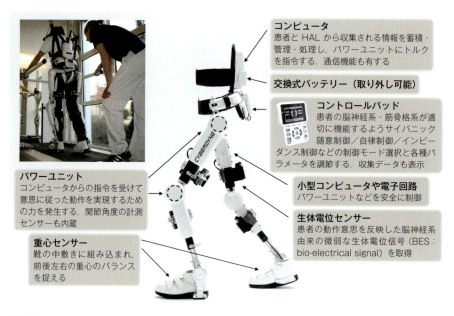

図2 医療用 HAL とシステム構成

有する医療機器化に向けて，基礎研究開発，試作・評価，安全技術開発・安全評価技術開発，臨床研究・臨床評価，国際連携，標準化，治験，保険適用に至るさまざまな取り組みを行ってきた．

「サイバニクス治療」は，いわゆるロボットによる作業代行を行うロボットリハビリテーション[注2]とは異なり，保険適用される薬剤と同様に治療効果のある「治療処置」であり，薬事承認を経て保険収載された治療である．人の脳神経系からの運動意思情報で動作するHALが筋紡錘などを含む感覚神経系を賦活化させ，脳神経系と末梢系の間での神経系電位信号のループをHALの介在によって人とHALの間でも構成し，人とHALの間

注2) ロボットリハビリテーション（以下，ロボットリハ）という言葉がしばらく前から見受けられるようになった．筆者は日本ロボット学会の理事・フェローとして活動してきたが，ロボット分野を牽引する者の一人として，ロボットの定義について簡単に説明を加えておく．広義と狭義では多少異なるが，簡単にいえば，ロボットとはautonomy（自律性）によって制御される機器のことで，プログラムによって自動制御され人間の介入なしに目的の物理的作用を実現する機器と定義できる．その意味では，従来から行われてきた徒手による運動療法を中心としたリハビリテーションの中で，人が行う徒手による繰り返し動作をロボットに代行させるのであれば，単純な繰り返し動作についてはロボット技術で実施することができ，これをロボットリハと称することもできるだろう．ロボット技術は有用な技術ではあり，人工知能（AI）技術が組み込まれる状況になれば飛躍的な進化を期待できるであろうが，現状では人の体を単純に動かす物理的作用を加える程度の作業代行はできたとしても，神経疾患のような非常に奥深い領域の治療に対する効果効能を考えた場合，ロボットリハの臨床的効果については，熟練された理学療法士や作業療法士が患者の顔や身体状態を見ながら細やかに行う通常のリハを超えないだろう，といったシステマティックレビュー論文も報告されている[1]．繰り返し作業に関しては，ロボット技術によって代行できることも多いと考えられるので，作業効率の向上にはつながるだろう．

A. ロボット　1. サイバニクス治療：医療用HALによる機能再生治療

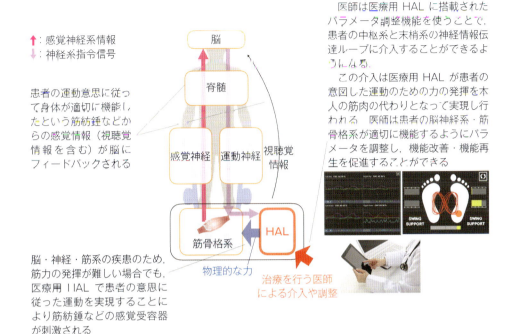

図3 サイバニクス治療の仕組み

でインタラクティブなバイオフィードバック（iBF：interactive biofeedback）を成立させる．これにより，神経と神経の間のシナプス結合，神経と筋の間のシナプス結合を強化・調整し，脳・神経・筋系疾患患者の機能改善・機能再生を促進する治療制御のループが構成される（図3）．この点はHALによるサイバニクス治療の特徴であり，現時点では神経筋難病疾患を対象に保険適用による治療が始まっている．

　HALによるサイバニクス治療を単純に述べると，「脳→脊髄→運動神経→筋→HAL」「HAL→筋紡錘→感覚神経→脊髄→脳」のように，脳から始まりHALを介して脳へと戻るループによって神経系の活動を賦活するように機能するため，人とHALとの間で神経系電位信号のループを構成することができる．つまり，HALの働きによって筋負荷をほとんど伴わせないで筋紡錘を賦活化し，一連の作用機序のループを回し続けることで機能改善・機能再生を促進させる治療法となっている．たとえば，神経筋難病の患者では自力では数十回ほどしか自分の脚を動かすことができなかったとしても，HALを使うことで脳神経系と筋骨格系の間で自分の運動意思と同期した機能改善・機能再生ループを，患者の程度によるが，500回や2,000回などの回数で回すことができる（図4）．つまり，脳・神経・筋系の疾患による機能障害を有する患者がHALを装着することで，患者の運動意思と完全に同期したループが基本的には何度でも構成できるということを意味する．これは極めて重要で，質的にも量的にも新しい治療法として位置づけることができる．

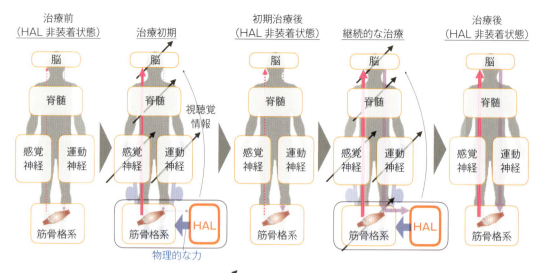

↑：感覚神経系情報　↓：神経系指令信号　：医師の介入による調整・機能改善・機能再生

図4 サイバニクス治療の経過の概略

疾患などによって脳から末梢への神経系指令信号が微弱だったりまばらであっても，HALを装着することで筋に負荷をほとんど伴わせないで意思に従った動作を実現することができ，末梢から脳への感覚神経系が賦活化され，機能改善・機能再生ループを数多く繰り返し回すことができるようになる．初期治療後に感覚系や運動系の脳・神経系に即時的な機能改善がみられる場合があるが，継続的に治療を実施することで脳・神経・筋系の機能改善・機能再生が促進されていくこととなる

　徒手・ロボット技術ではできず，HALによってしか実現が難しい随意信号と完全に同期した機能改善・機能再生ループを繰り返し多数回すことは，患者の脳・神経・筋系の機能が効果的に変化していくことにつながる．また，サイバニクス治療は，脳機能に関してはコネクトーム（神経接続の全体ネットワーク，神経接続の地図とも呼ばれる）の再構築を促進させる医療技術として扱うこともできる．

3　HALの適用事例

　緩徐進行性の神経筋難病疾患患者を対象とする医師主導治験[2]〔治験調整医師：中島孝（国立病院機構新潟病院）〕を経て，2015年11月，医療用HAL（HAL医療用下肢タイプ）は，「生体信号反応式運動機能改善装置（ロボット治療機器として新設）」という一般的名称の新医療機器として薬事承認された．医療用HALは，「サイバニック随意制御（患者の運動意思に従った随意制御）」「サイバニック自律制御（安全管理を含む人工知能化された自律制御）」「サイバニックインピーダンス制御（人間の筋骨格系の粘弾性特性や重力を考慮した補償制御）」などの複数の制御モードを組み合わせることができ，BESの

情報や各種センサー情報を用いて各関節に配置されたパワーユニットを駆動させ筋紡錘を賦活させることなどにより，iBFを成り立たせる．これにより，装着者の運動意思に同期した機能改善・機能再生のループが形成され治療が促進される．医療用HALによる当該疾患患者に対する治療処置は，8つの神経筋難病疾患に対して医療保険が適用されている（保険適用となっている神経筋難病疾患名：脊髄性筋萎縮症，球脊髄性筋萎縮症，筋萎縮性側索硬化症，シャルコー・マリー・トゥース病，遠位型ミオパチー，封入体筋炎，先天性ミオパチー，筋ジストロフィー）．しばらくは新薬などと同様に治験水準のプロトコルに従って市販後の使用成績評価が行われ，膨大な臨床データが蓄積されることになるが，当該分野の貴重な医療データが世界に先駆けて集積されるため，非常に重要な取り組みとなる．

図5に，脳血管疾患，ポリオ，脳脊髄炎，脊髄損傷などの神経疾患患者へのHALの適用事例を紹介する．図5（上段）は，脳血管疾患を二度発症し「歩行の再獲得は困難」と医師から診断された患者に対する適用事例である．

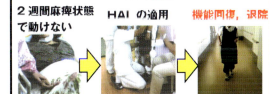

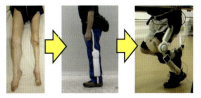

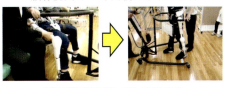

図5 脳血管疾患，ポリオ，脳脊髄炎の患者への適用事例

HALの適用により歩行機能が大きく改善し，ジョギングができるまでになった．図5（中段）は，生後11カ月でポリオに感染し，以来，約50年間，自分の意思で左脚を動かすことができなかった患者が，HALを適用することで数日後には意思に応じて脚を曲げ伸ばしできるようになり，徐々に機能改善が進み，HALを外してもベッドに横になって脚を動かせる状態になった事例である．図5（下段）は，脳脊髄炎で4年間寝たきりとなり慢性的に強い痙性を有することになってしまった患者に対して，梶（徳島大学）に

第3章　再生医療とリハビリテーション

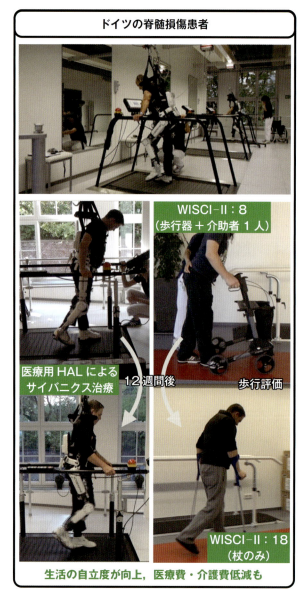

図6　ドイツでの脊髄損傷患者への適用事例

より進められたBOTOX薬とHALとの組み合わせによる取り組み事例である．BOTOXを適切に投与し強い痙性をやわらげた後にHALの適用を開始し，数週間後には歩行訓練ができるようになった．慢性期治療の突破口となる可能性を有する「医薬品とHALの組み合わせによる新たな複合治療」と位置づけられる．

図6には，ノルトライン＝ヴェストファーレン州（ドイツ）にある医療用HAL専用の治療施設〔ドイツ公的労災保険機関が有するベルクマンスハイル（Bergmannsheil）大学病院敷地内に設立〕で実施されているサイバニクス治療の様子と脊髄損傷患者に対する治療前後の歩行能力の顕著な改善効果が示されている．初期の段階では介助者が必要であったが，サイバニクス治療後には杖を使って軽快に歩いている様子が米国医学誌『Neurology』に掲載された動画で確認できる[3]（http://www.neurology.org/content/83/5/474/suppl/DC1）．ドイツでは，脊髄損傷患者などを対象として公的労災保険が適用できるようになり，患者は自己負担なしでHALによる治療を受けることができる．近隣国の患者も自国の当局から許可が得られれば，自国の医療保険を利用しドイツでHALによる治療を受けることができるという．

ドイツ当局や諸外国からの視察などもあり，一定数の患者適用データが集積できれば通常の医療保険適用のための申請ができるとのことで，ベルクマンスハイル大学病院のSchieldhauerらによって，2012年から脊髄損傷患者を中心にプロトコルに従った臨床データの集積が行われた．約100人に及ぶ臨床データのうち，受傷後1年以上経過した慢性

A. ロボット　1. サイバニクス治療：医療用 HAL による機能再生治療

期の脊髄損傷患者 55 人を対象とした約 3,300 回（週 5 回 12 週間）の臨床試験データをもとに臨床評価が行われ，『Journal of Neurosurgery』の国際論文として公開されている[1]．Schieldhauer は，次のような結果を報告している．

a) 10 m 歩行テスト（10 mwt）改善結果：歩行時間は 70.45±61.50 sec から 35.22±30.80sec に 47％減少（歩行速度が約 2 倍に改善）

b) 6 分間歩行距離テスト（6 mwt）改善結果：歩行距離は 97.81±95.80 m から 146.34±118.13 m に 50％増加（約 1.5 倍の歩行距離へと改善）

c) walking index for spinal cord injury（WISCI II）スコアの改善結果：44％の脊髄損傷患者に対して，脊髄損傷患者の 21 段階歩行能力指標 WISCI II スコアが改善（補助具・介助者への依存度が段階レベルで改善）

試験開始時のベースライン状態と HAL によるサイバニクス治療後との比較をした場合，10 mwt と 6 mwt の成績は minimal clinically important difference（MCID，臨床的に意義のある最小変化量：評価結果が統計的に有意差をもって改善したとしても，その変化が MCID 以下であれば臨床的に意味がないことを意味する）を超えており[5〜7]，関連分野のシステマティックレビュー論文[1]の結果とも合わせて解釈してみると，このような治療成績は従来治療に対するサイバニクス治療の上積み効果と考えることができる．

神経系の疾患領域に関連する他の事例としては，HAL の使用によって痙縮が減少したり，神経障害性の痛みが改善したり，また，体性感覚誘発電位（somatosensory, evoked potentials：SEP，末梢を電気刺激し脳で計測される電位）が増大するなどの研究報告がある[8〜10]．

図 7 は，脳梗塞患者に対して医療用 HAL を適用することで，脳神経系の活動領域が治療前後で変化していることが観察されている様子である．医療用 HAL によるサイバニクス治療は，適切なコネクトームの再構築を促進する機能改善・機能再生医療としても位置づけることができる．患者の脳神経系と末梢系の神経ループに，医師が定量的に介入できる HAL の機能を活用することで脳神経系・神経筋系のシナプス結合が強化・調整され，神経可塑性の誘導・促進を含むコネクトームの再構成が促進される．

このように HAL の治療では，神経と神経，神経と筋肉の間のシナプス結合の強化・調整を促進することに主眼があり，HAL の動作自体は患者の身体が本人の意思に従って適切に機能したという筋紡錘などからの情報を感覚神経情報として脳に戻すための手段となっている．つまり，人体内外を通じた iBF を構築することによって，機能改善・機能再生を促進する神経ループを適切な形で筋肉に負担をかけることなく繰り返し回すことが重要であり，サイバニクス治療の目的を果たすためには，必ずしも装着型の形態をとる必要はなく，さまざまな形態のデバイスになりうる．現在，われわれは装着型の形態をとらず，同様の目的をもつ新たなサイバニックシステムの準備も進めている．知的財産的にも

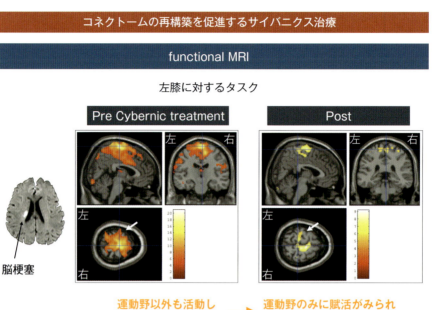

図7 サイバニクス治療の前後の脳活動領域の変化

　わが国の医療技術が国際的な標準プラットフォームとなるよう配慮し，患者，医療従事者，基礎医学研究者などにとって有意義なものとなるよう運用面での仕組みづくりにも力を注いでいる．

4 再生医療と医療用HALとの新しい融合複合治療に向けて

　革新的医療機器「HAL」と次世代医療技術「再生医療」を組み合わせることで，「再生医療」と「サイバニクス治療（HALによる機能再生医療）」による新たな融合複合治療という革新的医療技術分野を開拓することが可能となる．この新しい融合複合治療を，神経経路の損傷や断裂による神経系の疾患（脊髄損傷，脳血管疾患，末梢神経疾患，神経難病など）に対して行うことで，損傷部位の修復・再生（再生医療が活躍）と脳・神経・筋系の機能再生（サイバニクス治療が活躍）とがそれぞれインタラクティブに連動し，単独の医療技術を超える相乗効果が期待できる．

　臨床レベルでの取り組みとして，自家骨髄間葉系幹細胞〔本望（札幌医科大学）〕の治験が行われており，熱い視線が注がれている．また，MUSE細胞〔出澤（東北大学）〕も企業との連携が進み，臨床試験も視野に入ってきており大きな期待が寄せられている．

A. ロボット 1. サイバニクス治療：医療用HALによる機能再生治療

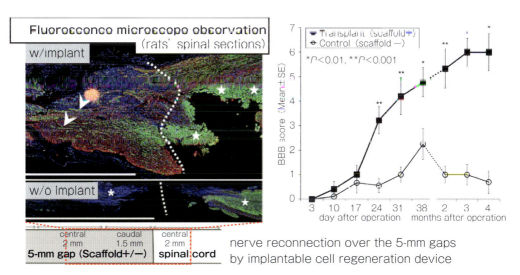

図8 足場ユニットを埋め込んだラットと埋め込まなかったラットの脊髄の蛍光顕微鏡観察，および，21段階の後肢運動機能評価（BBBスコア）の経過

iPS細胞については，基礎研究と並行して，段階的に臨床への取り組みに向けて準備が進められている．

これらのいくつかは，今後，臨床レベルの適用が可能となるため，「再生医療」と「サイバニクス治療（HALによる機能再生治療）」による新たな融合複合治療という新領域の開拓が進むものと期待している．現在，羽田空港に隣接する国家戦略特区に「サイバニクス医療イノベーション推進拠点（Cybernics Medical Innovation Base）」が設立予定であり，医療イノベーションを推進すべく，前述の再生医療と医療用HALによる融合複合治療を含め，さまざまな革新的医療技術の研究開発・社会実装を支援する場の整備も進んでいる．

また，臨床での治療技術を現実のものとするために動物実験は今後も必要となると考え，卓上サイズの細胞培養装置や小動物用ICUなどの研究開発も推進している．ラットを用いた神経細胞の接続に関する基礎研究などを通して，基礎と臨床が効率よくつながるようサイバニクスの研究開発領域の拡充にも力を注いでいる．図8は，神経接続の基礎研究として，脊髄を5 mm取り除いた完全脊髄損傷ラットに対して，三次元のナノファイバーハイドロゲルとハニカム構造のコラーゲンスポンジを組み合わせた足場ユニットを移植し，5 mmのギャップであっても神経接続が可能かどうかを調べたものである．施術したラットは20匹で，9匹の対照群を除いて残りの11匹すべてが程度の差はあるが後ろ脚を動かしていることが観察された[11]．

一方，細胞を用いない医薬品による再生医療では，肝細胞増殖因子（HGF）の組換え蛋白質の医薬品で脊髄損傷や筋萎縮性側索硬化症などの神経疾患に対する治験が実施され

ており，このような医薬品による再生医療とHALによるサイバニクス治療の組み合わせも興味深い．

今後，基礎研究分野でも活用できるさまざまな革新的サイバニックシステムの研究開発を進め，基礎医学や生物学，再生医療分野などに貢献する基盤技術として発展させていければと考えている．HALの基礎研究に関しては，サイバニクス治療（HALによる機能再生治療）による機能改善のメカニズム解明のため，HALに搭載されている各種技術の小型化によって，小動物にも適用可能なアクチュエータや生体電位計測モジュール，制御ユニットや装着系ユニットなどの研究開発も進めている．

5 おわりに

本節では，医療用HALの原理や現状，再生医療と医療用HALとが融合複合した新しい医療技術などを紹介し，「サイバニクス治療：医療用HALによる機能再生治療」の可能性と展望について言及した．現在，多くの医療機関との連携が進んでおり，医療現場の最前線では，医療用HALを用いてさまざまな治療法構築に向けた取り組みが進んでいる．わが国発の医療技術が，世界の標準治療として展開される日は近いと確信している．このような未来開拓への挑戦が社会変革を現実のものとしていくだろう．今後，さらに多くの研究者・医療従事者との異分野連携を期待している．

文献

1) Fisahn C, et al: The Effectiveness and Safety of Exoskeletons as Assistive and Rehabilitation Devices in the Treatment of Neurologic Gait Disorders in Patients with Spinal Cord Injury: A Systematic Review. *Global Spine J* **6** : 822-841, 2016
2) 希少性神経・筋難病疾患の進行抑制治療効果を得るための新たな医療機器，生体電位等で随意コントロールされた下肢装着型補助ロボット（HAL-HN01）に関する医師主導治験―短期効果としての歩行改善効果に対する無作為化比較対照クロスオーバー試験（NCY-3001試験）https://dbcentre3.jmacct.med.or.jp/jmactr/App/JMACTRE02_04/JMACTRE02_04.aspx?kbn=3&seqno=3962
3) Cruciger O, et al: Locomotion training using voluntary driven exoskeleton (HAL) in acute incomplete SCI. *Neurology* **83** : 474, 2014
4) Grasmücke D, et al: Against the Odds: What to expect in rehabilitation of chronic spinal cord injury with a neurologically controlled Hybrid Assistive Limb exoskeleton. A subgroup analysis of 55 patients according to age and lesion level. *Neurosurg Focus* **42** : 15, 2017
5) Musselman KE: Clinical significance testing in rehabilitation research: What, why and how? *Phys Ther Rev* **12** : 287-296, 2007
6) Musselman KE, et al: Training of walking skills overground and on the treadmill: case series on individuals with incomplete spinal cord injury. *Phys Ther* **89** : 601-611, 2009
7) Forrest GF, et al: Are the 10 meter and 6 minute walk tests redundant in patients with spinal cord injury? *PLoS One* **9** : e94108, 2014

8) Ikumi A, et al: Decrease of spasticity after hybrid assistive limb® training for a patient with C4 quadriplegia due to chronic SCI. *J Spinal Cord Med* 40:573-578, 2017
9) Cruciger O, et al: Impact of locomotion training with a neurologic controlled hybrid assistive limb (HAL) exoskeleton on neuropathic pain and health related quality of life (HRQoL) in chronic SCI; a case study. *Disabil Rehabil Assist Technol* 11:529-534, 2016
10) Sczesny-Kaiser M, et al: HAL® exoskeleton training improves walking parameters and normalizes cortical excitability in primary somatosensory cortex in spinal cord injury patients. *J Neuroeng Rehabil* 12:68, 2015
11) Kaneko A, et al: A 3D nanofibrous hydrogel and collagen sponge scaffold promotes locomotor functional recovery, spinal repair, and neuronal regeneration after complete transection of the spinal cord in adult rats. *Biomed Mater* 10:015008, 2015

A. ロボット

2 RE-Gait

田中英一郎,弓削 類,中川 慧

1 はじめに

　脳血管障害いわゆる脳卒中を発症すると片麻痺となることがある．片麻痺になった場合，可及的早期にリハビリテーションを開始することが望ましいとされている．特に下肢に麻痺がある場合，自身での歩行が困難になるため，早急に歩行訓練を実施するべきである．歩行訓練を行うには，病院もしくは施設にて医師や理学療法士などの専門家のもと，個人の状況や麻痺のレベル〔Brunnstrom recovery stage（BRS）が指標〕に応じて訓練するメニューを作成して，計画的に実行する必要がある．軽度の麻痺，もしくはBRS Ⅳ～Ⅵの場合，ある程度患者自身で歩行することが可能だが，足関節の背屈が困難となるため爪先が地面に接触し，慣性力を用いた股関節外転ぶん回し歩行，もしくは骨盤引き上げ歩行を行うことが多い（図1）．これらの異常歩行を繰り返し行っているうちに習慣的になり，脳内の補足運動野などの運動記憶に刻まれ，正常時の歩行を忘れ異常歩行が常態化する．

　こういった異常歩行は，本来は踵接地すべき立脚初期に爪先接地となるため，わずかな段差でもつまずきやすく，見た目の問題だけでなく転倒の危険性を拡大させる．脳卒中は，高齢者に発症することが比較的多いため，転倒により股関節頸部骨折などを受傷しやすく，入院により筋萎縮・骨萎縮・認知症などの廃用症候群を引き起こすといった悪循環のループから脱却できなくなる．入院や介護が必要となると患者本人だけでなく家族への負担も確実に増加することから，先進国共通の課題である超高齢社会では，歩行能力の低下は大きな問題へと直結する．

　これを避けるためには，発症後早期にリハビリテーションに取り組み，正しい下肢の動きを求心性情報として脳の中枢に再入力することが望ましい（ニューロリハビリテーション）．そこで補助ロボットが，医師や理学療法士など専門家の意図を十分に反映し，適切な動作を患者に入力することができれば，前述のような社会問題の解決の一助となりうることから，リハビリテーションへのロボット技術の活用が求められてきている．

A. ロボット　2. RE-Gait

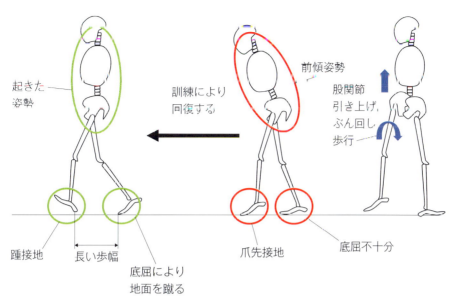

図1 理想歩行と片麻痺患者の歩行症状の違い
片麻痺患者は麻痺側の踵接地が難しく，爪先接地になることが転倒の危険性を拡大させる

　一方，ロボット技術の研究分野とその対象は，この20年で大きく変化している．およそ20年前，コンピュータ，モータ，バッテリなどといったロボットに必要な各種要素技術の大幅な小型化かつ高性能化により，ヒューマノイドと呼ばれる人間型ロボットが多数登場し，さまざまな可能性を秘めた技術として世界中で注目された．それと同時に，前述の各種要素の小型高性能を生かし，人間に直接ロボットを装着して動作を補助する研究も提案され始めた．2017年現在，ロボット分野の学会では，医療，福祉の関連での使用可能性を示唆するようなセッションが飛躍的に増加している．本項では，医工連携の成功例としてRE-Gait®について紹介する．

2 RE-Gait とは

　RE-Gaitは，脳卒中などにより片麻痺となった患者の歩容改善を目的としたリハビリテーションに使用することを目的とした歩行補助ロボットである．麻痺側のみに装着し，患者の状態に応じて，足関節の底背屈動作を適切なタイミングおよび方向に補助することにより，前節で紹介した足関節背屈を適切に補助し，外転・ぶん回し歩行や骨盤引き上げ歩行を軽減する．RE-Gaitを使用した訓練を繰り返し行うことにより，適切な歩行方法を下肢から脳へ求心性に入力し，学習させることで歩容を改善する．

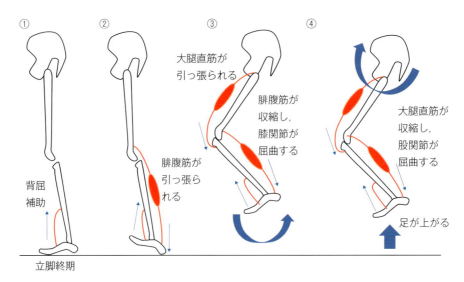

図2 足関節補助のみで足が上がる原理（二関節筋の伸張反射の利用）
二関節筋の伸張反射を利用，ただし患者によっては異なる場合も考えられる

筆者らは，BRS Ⅳ～Ⅵの患者を対象とし，RE-Gaitが足関節のみを適切なタイミングで動作補助することにより，遊脚期の足を上げて歩容改善することを提案している．足関節のみの補助で足が上がる原理は次のように考えている（図2，患者によっては異なる場合も十分考えられる）．

①：立脚終期に底屈で地面を蹴った直後に装置が背屈を促す．
②③：二関節筋の腓腹筋が伸ばされ反射的に縮もうとするが，足関節側は固定されているため膝関節が屈曲する．
③④：膝関節屈曲により二関節筋の大腿直筋が伸ばされ，反射的に縮もうとすると股関節が屈曲し足が上がる．

次に，RE-Gaitの構造と使用方法を説明する．足関節の外果の位置にモータによる駆動部を設け，下腿部固定用カーボンファイバーフレームと足底部アルミ合金フレームを駆動部によって連結し，モータにより足関節の底背屈動作を補助する．この駆動部は出っ張ることなく下腿部に沿うように構成されており，特に他人の目を気にして目立たないようにしてほしいという多くの女性高齢者の要望より，ズボンの裾に隠すことができるサイズで設計されている（図3）．

足裏に圧力センサが配置されており，装着者の接地状態を把握しながら適切なタイミングでコンピュータによりモータを制御する．また，付属のタブレットソフトウェアを用いて，医師や理学療法士などの専門家が装着者の状態に応じて足関節の角度変化や各パラメータを設定する（図4）．

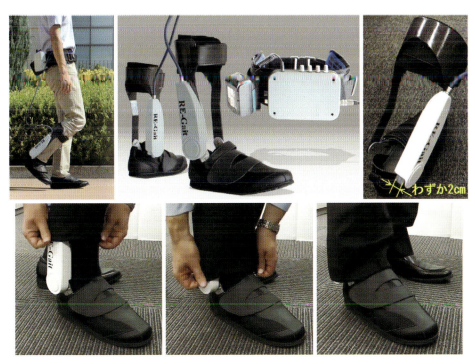

図3 RE-Gait 2016年タイプ
カーボンファイバーフレーム，ズボンの裾に隠すことが可能

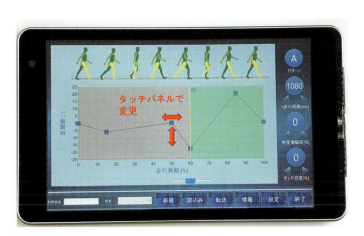

図4 RE-Gait のタブレットソフトウェア

　RE-Gait の特徴であるタブレットソフトウエアは，医師や理学療法士などが調整しやすいように歩行周期中の足関節角度変化がビジュアル化されている．蓄積された歩行パターンのデータをもとに，対象者の歩行パターンをプリセット方式で呼び出して調整・記録し，それぞれの片麻痺患者にとって正しい歩行のパターンを作り上げることができる．

第3章　再生医療とリハビリテーション

3　RE-Gait の適用事例

RE-Gait は，片麻痺患者に対する福祉用機器として，病院，老人保健施設，通所リハビリテーションなど多くの施設で利用されている．

1　適用事例①：麻痺側下肢での踵接地が不十分な例

介入期間 2 週間（RE-Gait での歩行練習）．

50 歳代，男性．3 年前に脳梗塞を発症し，右片麻痺を呈する．右下肢 BRS Ⅴ レベル．介入前はぶん回し歩行を呈し，足関節内反尖足位のため爪先接地となり，踵接地が不十分であった．2 週間の RE-Gait を用いた歩行練習により，RE-Gait を外した状態で足関節背屈が可能となり，ぶん回し歩行が改善した．これにより踵接地が可能となり，荷重応答期での膝関節過伸展（back knee）の軽減，立脚期での股関節伸展角度が増加した．前脛骨筋の筋電位は，初期接地および遊脚期で大きく増加した（図5）．

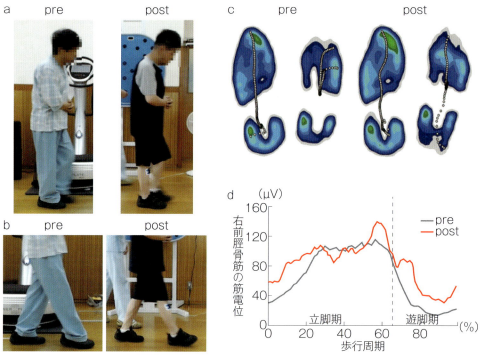

図5　適用事例①（協力：因島医師会病院）
a. 立脚中期での歩容変化．介入後に股関節伸展角度の増加，back knee の軽減がみられた
b. 初期接地時の歩容変化．介入前は爪先接地であったが，介入後は踵接地が可能となった
c. 平均足圧および足圧中心（COP）位置の変化
d. 歩行周期中における前脛骨筋の筋電位変化

2 適用事例②：麻痺側下肢の随意性が低い例

介入期間3週間（RE-Gaitでの歩行練習）．

80歳代，男性．20年前に脳梗塞を発症し，右片麻痺を呈する．右下肢BRS Ⅲレベル．通所リハビリテーションを利用しており，麻痺側下肢の随意性が低いため，歩行時には遊脚期で過度な股関節外旋ですり足歩行を呈して，介助レベルの歩行を行うも転倒の危険性があった．RE-Gaitを用いた歩行練習を行い，遊脚期での足関節背屈を補助することで，介入後には，RE-Gaitなしでの股関節外旋角度の減少，支持基底面の拡大，歩幅拡大がみられ，歩行の安定性が増加し監視での歩行から自立歩行となった（図6）．

3 適用事例③ 顕著な代償歩行が残存する例

介入期間6週間（RE-Gaitでの歩行練習）．

60歳代，女性．13年前に脳出血を発症し，右片麻痺を呈する．右下肢BRS Ⅳレベル．歩行は自立しているが，前遊脚期での骨盤の後方回旋および遊脚中期での麻痺側下肢のぶん回しによる代償歩行が観察された．6週間のRE-Gaitを用いた歩行練習を行うことで，RE-Gaitなしで骨盤の後方回旋が改善し，両脚支持期が減少した．また，遊脚期での麻痺側下肢クリアランス（床からの間隔）の向上が認められた．慢性期で代償歩行がみられる症例であっても，RE-Gaitの使用による歩容改善が認められた（図7）．

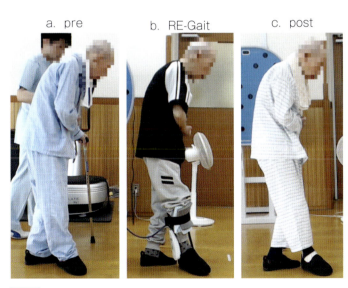

図6 適用事例②（協力：因島医師会病院）
介入前後および歩行練習中の歩容変化．介入後に股関節外旋角度の減少および歩幅の拡大が観察され自立歩行が可能となった．

第3章　再生医療とリハビリテーション

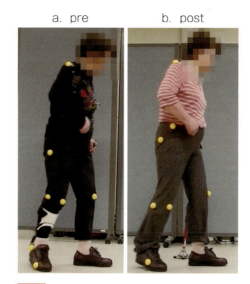

図7　適用事例③
介入前後での前遊脚期での歩容変化．介入後には，前遊脚期での骨盤の回旋が軽減した

　このように，RE-Gait を用いた歩行練習をすることで，急性期から慢性期までの多くの患者で歩行中のアライメント（姿勢）が是正され，安定性の高い歩行が獲得につながっている．RE-Gait を用いた反復した歩行練習により，正しい足関節の運動パターンが再学習されたことが歩容が改善した要因の1つと考えられる．RE-Gait を使った歩行練習の特徴は，RE-Gait を外しても歩行の改善効果があることで，1カ月程度の RE-Gait での歩行介入が3カ月後も持続する患者が多く，長期効果が認められている．実際，各適用例で「踵から足を着く感じがつかめた」「歩行時の下肢の動かし方がよくわかった」などの主観的評価も聞かれている．

　中枢神経の再生医療では，移植細胞と宿主細胞の機能的なネットワーク形成のために，適切な神経回路を再建・強化する必要がある．RE-Gait は，各患者に対し適切な歩行パターンを設定し，繰り返しその歩行パターンを誘導できる機器であるため，再生医療後のリハビリテーションツールとしても大きく期待される．そのためには，個々の歩容を評価し，各患者に合わせた最適な歩行パターンを選定する必要があり，指導する医師やセラピストの知識・観察能力も求められる．

　RE-Gait 使用による歩行動作改善のメカニズムとして，神経生理学的には，神経筋系・脳神経系のシナプス結合の強化，下腿三頭筋への相反性抑制の改善などが推察される．今後，さまざまな観点から RE-Gait の介入効果を評価・検討することで，さらなる科学的エビデンスの構築ならびに臨床現場への普及を目指している．

4 おわりに

　RE-Gait は，脳血管障害の細胞治療後のリハビリテーション用に開発をしたロボットであるが，すでに病院や介護施設などのリハビリテーション現場で実用化されている．脳血管障害後1年以上経過し，異常歩行を呈していたいくつかの症例が1カ月程度の RE-Gait での歩行介入で異常歩行が改善したうえに，RE-Gait を外した3カ月後も効果が持続するという長期効果が認められた．また，RE-Gait と使用と不使用の群間比較においても使用群に歩行の改善度が高いこともわかってきた．これまでのリハビリテーションで難渋していた異常歩行の改善が可能となれば，歩行に関わるゴール設定の再考につながり，臨床現場を大きく変える可能性もある．今後，RE-Gait はさらに検討を加えて，神経再生医療後のロボットリハビリテーションで使える歩行補助ロボットにしていきたい．

B. 運動療法

1 神経系のリハビリテーション

下堂薗 恵，川平和美

1 はじめに

　神経系のリハビリテーション（以下，リハ）の治療対象となる障害は，麻痺などの運動障害をはじめ言語，認知などの高次脳機能障害など多彩である．本項では，神経系の再生医療の大きな対象である片麻痺について，リハの現状と再生医療後のリハが今後の発展すべき方向，つまり，麻痺の劇的な改善と高い能力（麻痺側上肢での物品操作，歩行，ADL）の回復を実現するために求められる基本戦略と治療技術を述べる．ここで重視しているのは，図1に示すように情報処理網として正確に機能する神経路の再建を効率的に，かつ正確に行うリハであるが，その開発は麻痺の改善だけでなく，神経系再生医療に共通する課題である．また，現状については筆者が知り得た問題点を挙げることをお許し願いたい．

　現状の再生医療後のリハビリテーションとしての課題は，急性期（発症後数週間），回復期（回復期リハ病棟：発症後2カ月までに入棟，入院期間：最長6カ月）とも効率的な神経路の再建を目指したリハビリテーション治療が不十分なことで，今後，神経路の再建を効率的に行える手法の導入を急ぐ必要がある．

治療ガイドラインから再生医療に求められるリハビリテーションへの飛躍：「課題指向」から「賢い機能指向」＋「賢い課題指向」の併用リハ治療へ

　脳血管障害に対するリハビリテーションに関しては，『脳卒中治療ガイドライン2015』[1]（以下，ガイドライン）にある「課題指向」重視に従って要点を述べる．ただし，再生医療に求められるリハは，ガイドラインの推奨に加えて効率的な神経路の再建を目指した治療法を織り込んだ片麻痺（motor impairment，機能障害）の大きな改善と運動能力

B. 運動療法　1. 神経系のリハビリテーション

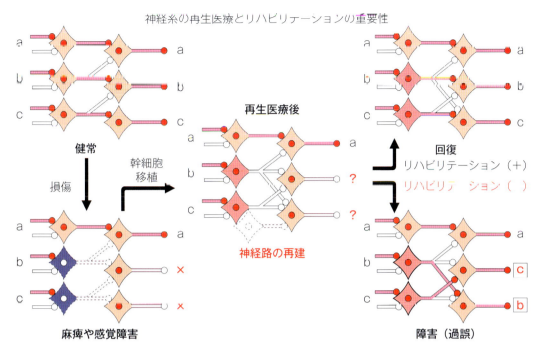

図1　神経系の再生医療とリハビリテーションによる機能回復
神経系の再生医療後，神経路の再建をつなぎ間違い（過誤）なしに行うためには目標の神経路に選択的に興奮を伝える必要がある．患者に試行錯誤のなかで目標の神経路をみつけることを求めるリハビリテーションでは過誤が避けられず，十分な機能回復が得られない

（motor function，麻痺肢の課題遂行能力）の高い回復の双方に重点をおいた治療体系を考える必要がある．基本的な治療戦略として，**図2**に示すように，修得目標である課題遂行を阻害している麻痺をまず効果的に改善する「賢い機能指向」と患者の課題遂行を容易にできるように工夫した「賢い課題指向」を組み合わせた「賢い機能指向」＋「賢い課題指向」の併用療法を提唱したい．

この治療戦略では，①効果的な神経路の興奮水準の調整法〔振動刺激痙縮抑制法（DAViS）など〕と，②目標の運動性下行路を繰り返し興奮させる方法（促通反復療法など）を併用して，「賢い機能指向」の治療を行う（**図3**）．次に，③実生活の課題反復（例：麻痺肢での物品操作や歩行など）を行うが，課題遂行時に患者の試行錯誤を極力減らすために，目標の神経路の興奮水準を選択的に高める治療法を併用する「賢い課題指向」治療を工夫する．

課題指向の治療である拘束運動療法（CIMT）や高頻度・高強度の作業療法は概ねBrunnstrom recovery stage（BRS）のⅣ以上が適応とされているが，患者への負担を考慮すると，より随意性が高い（BRS Ⅴ以上）に用いるのが賢明である．歩行訓練については，対称性歩行や正常歩行を目標とするのではなく，円滑で安定した実用的な歩行速

第3章 再生医療とリハビリテーション

賢い機能指向：効果的な麻痺治療法 ➡ 課題遂行の阻害要因の軽減・解消
賢い課題指向：促通刺激で試行錯誤なしに課題反復 ➡ 効率的に課題遂行を習得

指先でつまめない　　　　　　　トレンデレンブルグ歩行

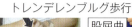
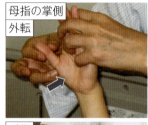
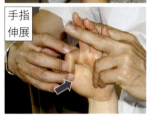
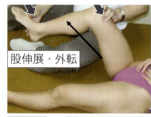
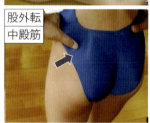
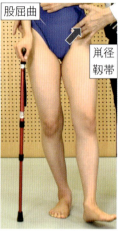

図2　今後の片麻痺への治療戦略：賢い機能指向＋賢い課題指向
持続的電気刺激下の促通反復療法など片麻痺を大きく改善する治療法が今後も大きく進歩する．この新たな麻痺治療を取り込み，まず効果的に課題遂行を阻害している麻痺を改善する．次に促通刺激などを併用して試行錯誤なしに課題を反復する「賢い課題指向」によって高い能力の回復が可能にする．今後，「賢い機能指向」＋「賢い課題指向」が治療戦略になる

```
1) 神経路の興奮水準調整  ⟶  効率的に目標の
2) 目標の神経路へ興奮伝達 ⟶  神経路の強化
```

賢い機能指向（1＋2）：意図した運動の実現と反復→麻痺改善

1) 興奮水準の調整	作用部位	2) 目標の神経路の興奮	試行錯誤
経頭蓋磁気刺激法（TMS）	大脳	促通反復療法	（±）
直流電気刺激法（tDCS）	大脳	機能的電気刺激法	（±）
機能的電気刺激法（FES）	脊髄−大脳	課題反復（物品操作，歩行など）	（＋）
振動刺激痙縮抑制法（DAViS）	脊髄−大脳	意図実現型ロボット	（±）
ボツリヌス療法	脊髄−大脳	BMI	（±）

図3　麻痺治療の基本戦略
麻痺治療の基本戦略は神経路の興奮水準を調整する治療法と目標の神経路を繰り返し興奮させる治療法の併用療法が基本となる．麻痺の治療は上肢では個々の指の運動を含む麻痺治療が可能となり，下肢では歩行に関与する運動を含む麻痺の効果的な改善法が発展している．これによって，「賢い機能指向」が可能となり，高い治療効果と患者負担の軽減が実現する

度が得られる二動作歩行の獲得を目指して，非麻痺側下肢での立位バランス強化と平行棒内の二動作歩行訓練に免荷トレッドミル歩行訓練やロボット訓練を併用することになる．

3 片麻痺上肢

ガイドラインでは，麻痺の軽症例に非麻痺側上肢拘束による麻痺肢の使用，中等度麻痺には電気刺激の使用，麻痺の中等から軽症例には特定の動作の反復訓練（促通反復療法など）を推奨している．

現状では，手指の重度麻痺（BRS Ⅲ以下）には，関節可動域訓練と片手動作と利き手交換のみ，あるいは介助下のペグやコーンのつかみとはなしの訓練が行われていることが多い．個々の指の分離運動が不十分な患者（BRS Ⅳ～Ⅴ）には従来の作業療法に加えて，機能的電気刺激療法（FES），促通反復療法，CIMTなどの高頻度・高強度の作業療法などが行われつつある．

1 再生医療後のリハビリテーション

基本戦略は，麻痺改善につながる賢い機能指向と試行錯誤のない賢い課題指向の併用療法になる．基本的な毎日の治療手順は，**表1**の①～③のカテゴリーに示す治療から優先度の高いものを選ぶが，治療時間に占める個々の割合は患者の治療経過によって変更することが大切である．

一回の治療の流れも賢い機能指向型と賢い課題指向型の治療の組み合わせになる（**表1**）．ロボット訓練も，事前にDAViSや前述の電気刺激法など目標の運動を容易にする治療を併用して効果を高める．

急性期の脳血管障害患者への強い温冷刺激が，大脳皮質を含めて感覚路や運動路の興奮水準を高めて麻痺と感覚障害を改善するように[2]，治療開始時のマッサージャーによる数分間の痙縮筋（手掌や前腕を含め）への刺激は，痙縮抑制と随意性向上，感覚障害（表在覚，閉眼指探しでの肢位情報）や中枢性疼痛の改善につながる可能性があることを重視すべきである．

動物実験の結果から考えると，軸索の伸長する時期に患者本人だけで高度な運動課題を行うと軸索の結合に混乱が生じて，その後の治療効果を減弱させる可能性があることから[3]，再生医療後の早期のリハでは興奮を伝えるべき神経路を治療者が指定する手法（促通反復療法や機能的電気刺激法，意図実現型ロボットなど）を用いることが好ましい．

1）促通反復療法

促通反復療法は，患者が意図する運動（個々の指の屈曲・伸展から歩行やADLの運動パターンまで）に関与する神経路の興奮水準を治療者が運動開始直前に促通手技によって高め，意図した運動の実現と反復を可能にし，効率よく神経路の再建・強化を行っている[4]（**図4**）．

第3章 再生医療とリハビリテーション

表1　治療手順

治療手順	目　的	カテゴリー（優先度の高いものを選択）	備　考
①神経路の興奮水準調整	・目標の神経路の興奮水準を高める ・痙縮筋の神経路の興奮水準を低下させる	単独または併用する ・振動刺激痙縮抑制法（DAViS） ・機能的電気刺激法（FES） ・経頭蓋磁気刺激（TMS） ・経頭蓋直流電気刺激法（tDCS） ・ボツリヌス療法（適応例に1回/3〜6カ月）	振動刺激痙縮抑制法は，痙縮抑制が主目的だが，強い振動刺激は運動路と同時に感覚路の興奮水準を高めるため，感覚障害・神経性疼痛の軽減が期待できる
②賢い機能指向型治療	目標の運動性下行路に繰り返し興奮を伝えて麻痺の改善を促進する	単独または併用する ・促通反復療法 ・持続的電気刺激下の促通反復療法 ・機能的電気刺激法	
③賢い課題指向型治療	実生活の動作	たとえば ・麻痺側上肢で物を運び並べる ・スプーンを使うなどの物品操作 ・歩行	課題遂行時に患者の試行錯誤を極力減らすために，課題遂行に関与する筋群の興奮水準を選択的に高める促通反復療法，機能的電気刺激療法（複数の電極を用いた持続的電気刺激），振動刺激を併用する

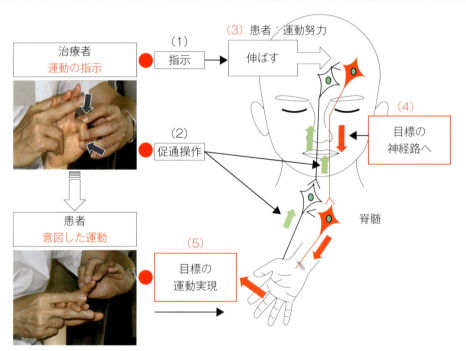

図4　促通反復療法の治療原理

促通反復療法の治療原理を示指の伸展で説明する．治療者が患者の示指を素早く屈曲して，示指伸展に関与する神経路の興奮水準を高め，同時に「示指を伸ばして」と指示する．この促通操作によって，患者の示指を伸展する運動性下行路の興奮水準が高まっているので，患者の運動努力は示指の伸展，つまり意図した運動が実現する．この操作を反復することによって，試行錯誤なしに示指を伸展する神経路の再建・強化ができる

B. 運動療法　1. 神経系のリハビリテーション

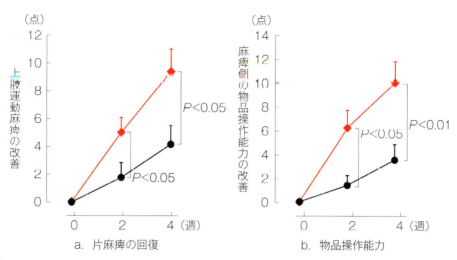

図5 多施設無作為化比較試験による回復期片麻痺上肢への促通反復療法と通常治療との改善量の比較（文献7）より引用）

対象は回復期の上肢片麻痺（BRSⅢ以上）〕で，治療が40分/日，評価には片麻痺の回復（a）〔FMAの上肢項目，66点満点〕と物品操作能力（b）〔action research arm test，57点満点〕を用いた．麻痺と麻痺肢での物品操作能力の改善は促通反復療法（◆）が通常治療（●）より，2週目，4週目とも有意に大きく，促通反復療法による麻痺の改善は物品操作能力の向上につながることが示された

　促通反復療法の治療効果に関する科学的検証では，発症後1年以上の慢性期であっても麻痺と物品操作能力の改善が確認されており[5]，急性期[6]，回復期の片麻痺例への治療効果も通常の訓練より優れている[7〜10]．

　回復期の片麻痺上肢（BRS Ⅲ以上）への促通反復療法の治療効果は，**図5**に示すように，通常の訓練より麻痺の改善，麻痺肢での物品操作能力の改善とも有意に大きかった[7]．

　運動閾値での持続的電気刺激下の促通反復療法は，無作為化比較試験で，急性期脳梗塞例への治療（30分/日，2週間）では，麻痺と浮腫の改善が通常の訓練より有意に大きく（**図6**）[11]，回復期の重度麻痺例〔Fugl-Meyer assessment（FMA）：20以下〕への治療でも，麻痺の改善が通常の訓練より有意に大きかった（**図7**）[12]．

　DAViS[13]は，痙縮抑制効果が強く，アメリカ脳卒中学会のガイドラインでも推奨されている[14]．このDAViSと持続的電気刺激法下の促通反復療法との併用療法（30分/日，2日/週，3ヵ月間）は慢性期例（罹病期間：48.6±25.4ヵ月）でも，麻痺改善〔促通反復療法/通常のリハ：上肢1.0/0.2グレード，手指0.6/0.2グレード（上田式12段階片麻痺機能テストによる）〕と有効率（促通反復療法/通常のリハ：上肢66/15%，手指44/10%）とも通常のリハより有意に大きかった[15]．

　慢性期の片麻痺例への促通反復療法との併用療法（持続的電気刺激，DAViS，TMS）

第3章 再生医療とリハビリテーション

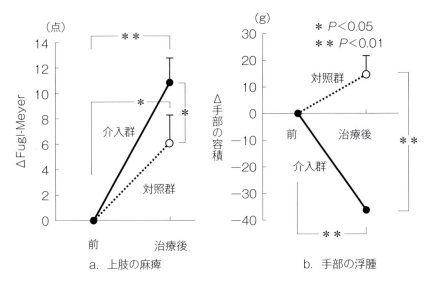

図6 脳梗塞急性期片麻痺上肢への持続的電気刺激下の促通反復療法の効果（文献11）より引用）

無作為化比較試験によって，脳梗塞急性期片麻痺上肢への治療（20分/日，2週間）を持続的電気刺激下の促通反復療法と通常治療の効果を比較した．麻痺の改善は両群とも有意だったが，その改善度は持続的電気刺激下の促通反復療法が通常治療群より有意に大きく，浮腫の改善も持続的電気刺激下の促通反復療法だけに認められ，その差は有意だった

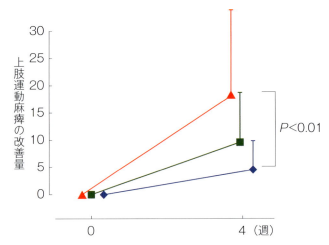

図7 無作為化比較試験による重度片麻痺上肢への持続的電気刺激下の促通反復療法と促通反復療法，通常治療による片麻痺の改善量の比較（文献12）より引用）

対象は回復期の重度の上肢片麻痺（FMA 20点以下）で，治療が40分/日，評価には片麻痺の回復（FMAの上肢項目，66点満点）を用いた．
麻痺の改善は電気刺激下の促通反復療法（▲），促通反復療法（■），通常治療（◆）の順に大きく，電気刺激下の促通反復療法は通常治療より有意に大きかった．FMA：Fugl-Meyer assessment

を比較すると，いずれも有効であったが，持続的電気刺激＋DAViSとの併用が簡便さと機器整備の経済的負担の点で優れる[16]．促通反復療法とボツリヌス療法の併用療法は陳旧例の片麻痺でも有効であった．今後，さらに効果的な併用療法の開発と普及を目指す必要がある．

2）機能的電気刺激法

FESの新たな発展は，HANDS[17]やBMI[18]との融合で，重度麻痺への治療戦略が大きく前進する．

なお，現在の促通反復療法や課題遂行時にわれわれが併用する持続的電気刺激の強度は，運動閾値を少し超えるが，筋硬直は生じない強度を用いている．重度片麻痺例には，高電圧パルス電流によって目標の運動範囲の50％の可動を実現し，同時に患者の運動努力によってさらに大きく動かすことを求める方法（電気刺激と患者の運動努力を同期させる）は麻痺を改善させる[19]．

3）拘束運動療法・課題志向型訓練

CIMTは麻痺の改善と特定の動作の修得を目指して，軽度の麻痺例（自動運動：手関節伸展20°以上，中手指節間関節および近位指節間関節の伸展10°以上）を対象に非麻痺側上肢をグローブなどで拘束し，日中の90％で麻痺側上肢の使用を強制すること，また難易度調整された高強度の訓練を行うことを基本とし（原法では1日に6時間）日常生活に般化させる．

一般的な訓練量で行った課題指向型訓練の効果は，回復期の中等度片麻痺患者を対象とした検討で，通常の作業療法に対し優越性を示さなかったこと[20]から，通常の治療時間で課題指向型訓練をより効果的にするためには促通反復療法やFES，DAViSを併用して課題遂行の反復を容易にする工夫が必要であろう．

4）ロボット

上肢用ロボットはガイドラインでは推奨項目に記載がない．ロボット訓練の治療効果は同一時間で比較すると，理学療法士や作業療法士が行う通常治療に劣るか同等で，効果が高いのは，通常治療にロボット訓練を上乗せして課題の反復回数を増やす使い方である．

現在の多くのロボットはassist-as-needed control（目標の運動の不足分をロボットが補助して動かす）を基本的な機構としている．さらにロボットの治療効果を高めるには，促通（目標の運動の実現を容易にする）機能を追加して，意図実現型ロボットにする必要がある[21]．現在，これに近いのはHAL®単関節タイプ（患者の運動意図に従って関節運動をモータで介助）と上肢訓練装置Arm Rehabilitation Robot（AR2®，上方へのリーチング運動をコンピュータ制御の免荷と電気・振動刺激による促通）である．

慢性期の頸髄損傷例へAR2®を用いた症例報告では，クロスオーバーデザイン（肩・肘関節への促通反復療法：20分／2週とロボット訓練：20分／2週，2クールずつ）で比較

したが，肩関節屈曲角度の改善はロボット訓練にのみ認められた．この効果の差は，肩・肘関節の屈曲・伸展回数が促通反復療法200回，ロボット訓練400〜500回との違いによる[22]．

今後，促通機能を備えた上肢用ロボットの発展が期待される．

 4 片麻痺下肢，運動障害，ADL障害

ガイドラインでは，早期からの積極的なリハと訓練の量・頻度を増やす課題反復訓練が推奨されている．

現状では，片麻痺下肢の関節可動域訓練と課題反復訓練として立位バランス訓練が多い．共同運動を分離して麻痺を改善する臥位や座位での治療内容が少なく，課題反復の前に痙縮抑制など患者の負担を軽減する治療技術の応用が十分でない．

 再生医療後のリハビリテーション

下肢の麻痺そのものと運動障害を改善させて，高いADL能力につなげる必要がある．今後の治療は課題遂行（運動障害，ADLなど）に必要な運動の実現・反復を容易にする促通反復療法や機能的電気刺激法，ロボットなどを併用して賢い課題指向型訓練とする必要がある．

1）促通反復療法

促通反復療法は，臥位や座位で歩行や日常生活に必要な共同運動から分離した運動パターンを自他動運動として反復できるため，治療効果が大きい．回復期例を対象とした検討では，促通反復療法が通常の訓練より下肢麻痺と膝の屈伸筋力[8, 23]，体幹の回旋や側屈の筋力[24]とも有意に改善した．

運動障害とADL障害についても，促通反復療法は通常の治療より，機能的自立度評価法（functional independence measure：FIM）の総合得点，運動項目の得点が有意に高く，上肢に関連するセルフケアの得点も改善が大きい傾向があった（**図8**）[8]．これらの結果から，促通反復療法は片麻痺下肢，運動障害，ADL障害に対する併用療法の基礎的治療になろう．

2）機能的電気刺激法

これまでのFESは，運動に合わせて電気刺激を切り変えるためのフットスイッチなどが必要であったが，持続的電気刺激法下の課題指向型訓練はこれらの装置が不要で，多くの課題への応用拡大が期待される．

B. 運動療法　1. 神経系のリハビリテーション

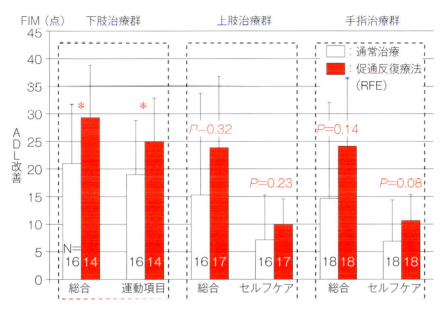

図8　促通反復療法によるADLの改善（文献8）より引用）
無作為化比較試験によって，回復期の片麻痺患者を対象に促通反復療法と通常治療によるADL（FIM）の改善を比較した．下肢に促通反復療法を受けた群は，FIMの総合得点と運動項目の得点の改善が通常治療より有意に大きく，上肢（肩，肘）あるいは手指に促通反復療法を受けた群でもFIMの総合得点と上肢が関与するセルフケアの得点の改善が通常治療群より大きい傾向があった．促通反復療法が通常治療よりADL改善が大きいのは，上肢での物品操作や歩行，ADLに関連する運動パターンを多く含むためと考えられる

5 歩行障害

　ガイドラインでは，歩行訓練の増加，下肢装具の使用や痙縮への治療，トレッドミル歩行訓練，歩行補助ロボットを用いた歩行訓練（発症後3カ月以内，歩行不能例）などが推奨されている．これに加えて，①従来の平地歩行訓練は歩行速度やtimed up and go test（TUG），6分間歩行距離での治療効果が少ないこと，②歩行訓練によって到達した歩行速度はトレッドミルやロボットより従来の平地歩行訓練が優れることに配慮する必要がある．
　現状では，非麻痺側強化の不足，長いリラクセーションなどの他動的治療や補装具なしの歩行訓練が少なからずみられ，解消すべき課題が多い．

1 再生医療後のリハビリテーション

歩行訓練は，安定し実用的な歩行速度が得られる二動作歩行の獲得を目指して，非麻痺

側下肢（対麻痺ではより随意性の高い下肢）の強化による安定した立位バランスを重視する．歩行訓練前に下肢の痙縮抑制と歩行パターンの反復を行い，下肢装具を用いた二動作の非麻痺側立脚重視の平行棒内歩行訓練とトレッドミル歩行訓練やロボット訓練を併用する．

1）歩行訓練の充実と量の増加

歩行訓練は，促通反復療法とDAViSで股関節内転筋や下腿三頭筋の痙縮抑制を行った後，FESや補装具を用いて修得目標の歩行パターンを反復する．要点は，①修得目標を対称性歩行から実際に修得可能な歩行へ，②歩行中の指導を麻痺側荷重重視から非麻痺側立脚重視へ，③三動作歩行から二動作歩行へ，である[4]．

促通反復療法の歩行促通操作は，麻痺側遊脚期に麻痺側鼠径部と非麻痺側中殿筋への刺激，麻痺側立脚時に麻痺側中殿筋への刺激を行うが[4]，この非麻痺側立脚重視の歩行は，麻痺側荷重重視より歩行速度とケイデンス（歩数/分）が有意に大きく[25]，陳旧例（罹病期間：平均35.7カ月）への促通反復療法と下肢装具を用いた歩行訓練（4週間）で，下肢麻痺（FMA下肢：23.0→25.9点）と歩行能力（TUG：17.4→14.0秒，10m快適歩行速度：0.7→0.8 m/sec）と有意な改善を得ている[26]．

2）トレッドミル歩行訓練

トレッドミル歩行訓練では，下肢装具と手すりを用いて目標の歩行を実現・反復する．重度片麻痺で立位バランスが悪い例は，特に非麻痺側強化と非麻痺側立脚重視の平行棒内歩行を併用する．

3）歩行用ロボット

免荷下のトレッドミル訓練において，対称性歩行を実現するロボット訓練よりも理学療法士が指示・介助を行う理学療法訓練が歩行速度の向上が有意に大きく[26]，ロボット訓練においても患者が習得可能な歩行（正常・対称性の歩行ではない）を目標とし，常に患者に運動努力を求めることが重要である．

比較的多く用いられているロボットでは，腰部から下肢に装着するロボットスーツHAL®が脊髄損傷と脳血管障害に，Honda歩行アシスト®・下腿に装着するロボットであるWalkAide®・短下肢装具型のRE-Gait®・パートナーロボット®が脳血管障害に用いられ，優れた効果を示す段階に到ったところである．

今後，再生医療を支える強力な治療手段となることが期待される．

文献

1) 日本脳卒中学会 脳卒中ガイドライン委員会（編）：脳卒中治療ガイドライン2015．協和企画，2015
2) Chen JC, et al: Facilitation of sensory and motor recovery by thermal intervention for the hemiplegic upper limb in acute stroke patients: a single-blind randomized clinical trial. *Stroke* 36：2665–2669, 2005

B. 運動療法　1. 神経系のリハビリテーション

3) Wahl AS, et al: Neuronal repair. Asynchronous therapy restores motor control by rewiring of the rat corticospinal tract after stroke. *Science* **13** : 1250-1255, 2014
4) 川平和美，他：片麻痺回復のための運動療法 第3版 促通反復療法「川平法」の理論と実際．医学書院，2017
5) 野間知一，他：慢性期の脳卒中片麻痺上肢への促通反復療法の効果．総合リハ **36**：695-699, 2008
6) 射場靖弘，他：急性期脳梗塞片麻痺患者に対する促通反復療法が上肢機能に及ぼす影響．総合リハ **43** : 563-566, 2015
7) Shimodozono M, et al: Benefits of a repetitive facilitative exercise program for the upper paretic extremity after subacute stroke: a randomized controlled trial. *Neurorehabil Neural Repair* **27** : 296-305, 2013
8) 木佐俊郎，他：回復期脳卒中片麻痺患者のリハビリテーションに促通反復療法を取り入れた場合の片麻痺と日常生活活動への効果―無作為化比較対照試験による検討．*Jpn J Rehabil Med* **48**：709-716, 2011
9) Kawahira K, et al: Effects of intensive repetition of a new facilitation technique on motor functional recovery of the hemiplegic upper limb and hand. *Brain Inj* **24** : 1202-1213, 2010
10) Miyasaka H, et al: A study of the training method of sub-acute stroke patients of the upper extremity: decision tree analysis. *Jpn J Compr Rehabil Sci* **5** : 117-124, 2014
11) 前迫 篤，他：脳梗塞急性期における片麻痺上肢への促通反復療法と持続的低周波電気刺激法の同時併用療法による運動機能と浮腫の改善．*Jpn J Rehabil Med* **51**：219-227, 2014
12) Shimodozono M, et al: Repetitive facilitative exercise under continuous electrical stimulation for severe arm impairment after sub-acute stroke: a randomized controlled pilot study. *Brain Inj* **28** : 203-210, 2014
13) Noma T, et al: Anti-spastic effects of the direct application of vibratory stimuli to the spastic muscles of hemiplegic limbs in post-stroke patients. *Brain Inj* **23** : 623-631, 2009
14) Winstein CJ, et al: Guidelines for Adult Stroke Rehabilitation and Recovery: A Guideline for Healthcare Professionals From the American Heart Association/American Stroke Association. *Stroke* **47** : 98-169, 2016
15) 林 拓児，他：通所リハビリテーションにおける慢性期脳卒中片麻痺上肢への促通反復療法と治療的電気刺激・振動刺激との併用による麻痺改善効果．理学療法科学 **32**：129-132, 2017
16) Etoh S, et al: Effects of repetitive facilitative exercise with neuromuscular electrical stimulation, vibratory stimulation and repetitive transcranial magnetic stimulation of the hemiplegic hand in chronic stroke patients. *Int J Neurosci* **126** : 1007-1012, 2016
17) Fujiwara T, et al: Motor improvement and corticospinal modulation induced by hybrid assistive neuromuscular dynamic stimulation (HANDS) therapy in patients with chronic stroke. *Neurorehabil Neural Repair* **23** : 125-132, 2009
18) Kasashima Shindo Y, et al: Brain computer interface training combined with transcranial direct current stimulation in patients with chronic severe hemiparesis: Proof of concept study. *J Rehabil Med* **47** : 318-324, 2015
19) Noma T, et al: Novel neuromuscular electrical stimulation system for the upper limbs in chronic stroke patients: a feasibility study. *Am J Phys Med Rehabil* **93** : 503-510, 2014
20) Winstein CJ et al: Effect of a Task-Oriented Rehabilitation Program on Upper Extremity Recovery Following Motor Stroke: The ICARE Randomized Clinical Trial. *JAMA* **315** : 571-581, 2016
21) 川平和美，他：リハビリテーションロボットに求められるものは？．日本機械学会誌 **119**：14-16, 2016
22) Hoei T et al: Use of an arm weight-bearing combined with upper-limb reaching apparatus to facilitate motor paralysis recovery in an incomplete spinal cord injury patient: a single case report. *J Phys Ther Sci* **29** : 176-180, 2017

23) Kawahira K, et al: Addition of intensive repetition of facilitation exercise to multidisciplinary rehabilitation promotes motor functional recovery of the hemiplegic lower limb. *J Rehabil Med* 36：159-164, 2004
24) 廣川琢也, 他：脳卒中片麻痺患者に対する体幹への促通反復療法の効果. 理学療法学 40：457-464, 2013
25) 上間智博, 他：脳卒中片麻痺患者への3種の麻痺側荷重指導が歩行に及ぼす影響について. 日義肢装具会誌 27：105-111, 2011
26) Tomioka K, et al: Short-term effects of physiotherapy combining repetitive facilitation exercises and orthotic treatment in chronic post-stroke patients. *J Phys Ther Sci* 29：212-215, 2017
27) Hornby TG, et al: Enhanced gait-related improvements after therapist-versus robotic-assisted locomotor training in subjects with chronic stroke: a randomized controlled study. *Stroke* 39：1786-1792, 2008

B. 運動療法

2 運動器系のリハビリテーション

中田 研，木村佳記，前 達雄

1 リハビリテーションの現状

　再生医療は，細胞分子生物学，発生生物学，組織工学，生体材料工学などの医学の進歩により，細胞を用いた培養技術により従来の治療では治癒困難な体の組織・器官を体外や体内で作り，患者の体内で組織や器官として元の機能を担わせる新しい治療法である．運動器では骨，軟骨，靱帯，腱，筋肉，神経，血管などの組織再生の基礎研究と実用化が進められている．従来の医療の進歩に関わってきた医薬品・医療機器について第三の医療といわれ，新しい治療技術・ツールとなっている．このように新しい治療であるが，これまでの医薬品・医療機器と同様に，正しい適応と良い後療法により効果が発揮される．再生医療では，細胞の増殖・分化によって新たに作られた組織によって失われた組織の機能を担うことを期待する治療であるため，治療の経過とともにその成熟過程やリモデリングなどを経て効果を発揮すると考えられる．特に，運動器の再生医療では，骨や軟骨，靱帯，腱，筋肉など関節や支持組織の力学的強度や生体力学的特性が重要になるが，これら運動器・支持組織の力学的特性は細胞外マトリックスが担っている．細胞治療による再生医療で，細胞外マトリックスをどのように評価し力学的負荷を与え，機能的にリモデリングを制御するかがリハビリテーションで重要になる．

　すなわち，運動器の再生医療では，細胞や細胞外マトリックスを用いた生物学的治療とその後のリハビリテーションによる組織保護と組織リモデリングの促進それぞれがうまく相まってはじめて治療が効果を発揮する．

　現在の運動器の再生医療でのリハビリテーションは基礎的なエビデンスに限界があるため，従来の運動器治療である組織修復や組織再建術での知識・経験に基づいたものである．たとえば，関節や関節周囲の運動器の再生医療では，軟骨細胞移植も実用化研究が進められているが，リハビリテーションでは組織再生による力学負荷の影響，力学刺激による組織応答などについての生物学的影響や生体力学的影響のエビデンスに基づいたものは少なく，従来の骨髄刺激法による治療に基づいた経験によるリハビリテーションを応用し

たものが多い．

　今後，再生医療での細胞や組織レベルでの力学的負荷などリハビリテーションの概念実証（proof of concept：POC）となる基礎的研究によるエビデンスや，それに基づく臨床研究などがさらに必要であると考える．

 臨床応用：再生医療で求められるリハビリテーションとは

　運動器の再生医療では，再生組織の力学的強度，機能の回復に応じた負荷が重要であり，リハビリテーションでは各関節や関節内での部分に対する負荷をコントロールする必要がある．すなわち，再生医療で求められるリハビリテーションとは，治療による運動器の再生の程度に応じた負荷の制御であり，負荷の制御には治療対象組織の再生リモデリングに応じて組織にかかる過大な力学的負荷を避けることと，力学的刺激により再生リモデリングを機能的に進めることの両方の意義がある．このように運動器の再生医療のリハビリテーションでは，細胞や細胞外マトリックス，スキャフォールドなどを用いた治療後に関節角度，荷重，筋力，衝撃吸収や動的バランスの制御と訓練が重要である（**表1**）．

　臨床応用においては，さまざまな身体活動の中で運動器がどのような力学的負荷を負うかは不明な点も多く，細胞移植やスキャフォールドを用いた再生治療で組織にかかる力学

表1　運動器の再生医療のリハビリテーション例

術後時期 （目安時期）	関節角度訓練 （ROM ex）	荷重訓練 （WB ex）	筋力訓練（MS ex） 機能訓練（FT）	衝撃吸収訓練（SA ex） 動的バランス訓練（DB ex）
1．早期：保護期 （術直後〜約1，2週間程度）	固定〜制限	完全免荷〜制限	アイソメトリック	制限
2．中間前期：訓練期 （術後約1，2週〜4，5カ月程度）	制限	部分荷重から 全荷重へ （half sitting）	アイソカイネティック〜アイソトニック ランジなど	徐々に開始 （modified drop squat）
3．中間後期：復帰準備期 （術後約3，4カ月〜6，7カ月程度）	徐々に 制限解除	全荷重	レジスタンス訓練（ウェイト，チューブなど）ランニング，ジャンプアジリティ訓練	制限下での着地訓練 （landing） 高さのある着地訓練 （drop jump landing）
4．後期：復帰期 （術後約6カ月〜1年以上）	制限解除	全荷重から 過負荷へ	実践的な機能訓練（ボールを使ったプレイなど）	複合的な動きや接触，コンタクトでの着地訓練

ROM：range of motion, ex: exercise, WB: weight bearing, MS: muscle strengthen
FT：functional training, SA: shock absorption, DB: dynamic balance

的負荷を正確に，かつ厳密に評価することは難しい．さらに，力学的負荷による細胞応答，組織応答などはまだ基礎的知見も限られているため，再生医療のリハビリテーションでは従来の保存治療や外科治療での知識や経験に基づいているのが現状である．たとえば，関節軟骨に対する細胞治療として再生医療が実施され，欧米でも実施例が報告されているが，関節可動域や荷重の制御とリハビリテーションは従来治療である骨髄出血による修復をめざす骨穿孔術に準じて行われている．Tohyama[1]，Adachi[2]らが開発した自家軟骨細胞とコラーゲンゲルを用いたわが国での軟骨再生医療では，術後1週間の軟性ブレースを用いた固定の後に，連続的他動運動（continuous passive motion：CPM）器械を用いた関節可動域訓練を行い，30%体重の部分荷重を術後4週から開始し，全荷重を術後6週から許可して，激しい運動は術後1年のフォローアップの関節鏡検査を行った後に許可している．

1 関節角度の制御と訓練

　運動器の再生医療として骨や関節軟骨，靱帯，腱，筋肉などさまざまな運動器組織が対象となり，関節や関節周囲の構成組織の場合，当該関節の関節角度のみならず，その隣接関節の運動による負荷も考慮してリハビリテーションを実施する必要がある．たとえば，関節の自動・他動運動により，再生医療の組織に対して負荷がかかる場合には，関節の固定や関節運動角度の制限は1つではなく，複数の関節に対する制限や訓練が必要となる．通常，運動器の再生医療でのリハビリテーションとして，関節治療の場合は術後に力学的負荷がかかる関節運動は制限されるが，一方で関節周囲の健常な筋肉の萎縮や拘縮をきたさないように余分な固定や制限を行わないよう十分注意が必要である．

　関節軟骨や半月板など関節内の組織に対する再生医療の場合，関節の角度や内反・外反などのストレスを考慮して，病巣部に負荷がかかる関節可動域やストレスがあれば，それらの運動やストレスを避ける必要がある．すなわち，術中の所見や関節運動での負荷をよく検討し病巣部に負荷がかからない範囲であれば，関節可動域を制限したうえで関節の訓練を早期から実施することも可能である．

　関節の固定や関節可動域の制限中も等尺性（isometric，アイソメトリック）や関節角度の制限下での等張性（isotonic，アイソトニック），等速性（isokinetic，アイソカイネティック）なリハビリテーションを積極的に指導・実施して関節拘縮の予防を図る．

　自動運動と他動運動では，関節面にかかるストレスや筋肉，腱，靱帯にかかるストレスも異なるため，他動運動を許可して自動運動は制限することもあり得る．CPM機器を用いて訓練することも，自動運動による関節や筋，腱，靱帯などのストレスを避けて関節拘縮や筋萎縮を予防するために有用となる．

　われわれは，膝関節の大腿骨や脛骨の軟骨，半月板などでの治療後に大腿脛骨関節を固

定，または関節可動域制限を行っている術後早期の保護期でも，膝蓋大腿関節面を積極的に他動運動として膝蓋骨モビライゼーション（pattellar mobilization），自動運動として大腿四頭筋セッティング（quadriceps muscle setting）を指導・実施し，膝関節の拘縮予防，関節周囲筋力の低下や萎縮を防ぐようにしている．また，膝関節の90°以上の深い屈曲制限を行う膝関節後方の半月板や関節軟骨での治療後の時期に，健側の股関節を屈曲して患側股関節を伸展位（modified Thomas test肢位）として，患側の膝関節屈曲を制限された範囲内での屈曲訓練を術後早期より実施して，関節周囲の筋や関節包・筋膜などの拘縮・短縮を予防するリハビリテーションを実施している（図1）．このような方法により，大腿四頭筋や腸腰筋など股関節屈筋や膝関節伸展筋の短縮や筋膜の拘縮による，その後の股関節や膝関節の可動域制限や疼痛を軽減できるように工夫している[3]．

2 荷重の制御と訓練：アライメント制御を含む

運動器の再生医療のリハビリテーションでは，荷重の制御が重要になる．特に下肢や体幹の組織の再生医療の場合には，術後早期の組織の未熟な時期には荷重による過負荷を避ける必要がある．一方で，長期にわたる免荷は，抗重力筋を含む筋力低下をきたすため，制御したなかでの荷重訓練を行うことも重要である．また，荷重時には，下肢アライメントや体幹アライメントなど，その後の機能的訓練を安全に行えるように，正しいアライメントを身につけるよう指導・訓練することも重要である．

われわれは，荷重制御下での荷重訓練として，部分的な荷重を下肢にかけるハーフシッティング（half sitting）を積極的に取り入れている（図2）[3]．このハーフシッティングでは，殿部を部分的に安定した椅子や台座などに乗せて，下肢にかかる荷重を軽減して部分

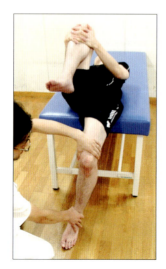

図1 膝の屈曲制限下での関節可動域訓練（modified Thomas test肢位での訓練）

膝関節90°以上の深屈曲制限を行うリハビリテーションにて，膝関節周囲の筋や関節包・筋膜などの拘縮・短縮を予防するために，健側の股間筋を屈曲，患側股関節を伸展位として患側の膝関節を制限された範囲内で屈曲訓練を行う

荷重を行う方法である．椅子や台座の高さを変えることで，足関節・膝関節・股関節の異なる屈曲角度での部分荷重訓練を安全に実施できることが特徴である．荷重肢を体重計に乗せて，患者自身にも荷重量を確認してもらいながら，安定して安全に荷重を制御した訓練が可能になる．

3 筋力訓練，機能的訓練

　関節運動や支持機能の回復にとって，関節周囲や体幹の筋力は非常に重要である．特に，下肢・体幹では，抗重力筋や支持筋として体表の筋だけでなく深部筋（inner muscle）も重要であり，これらの筋肉は弛緩した状態が続くと早期に筋萎縮をきたすため，術後できるだけ早期から筋収縮を促し，指導・実施する．関節固定や制限下でも実施できるアイソメトリックの訓練は特に重要である．術後約1～2週間から4～5ヵ月程度の訓練期では，アイソカイネティックからアイソトニックを中心とした筋力増強訓練を，術後約3～4ヵ月から6～7ヵ月の復帰準備期にはウェイトやチューブ，全身振動マシンなどを用いた負荷でのレジスタンストレーニングを行う．また，全荷重となる時期より，徐々に動作のスピードと正確性を上げるアジリティ訓練を行い，機能的な動作，身体活動ができるようにリハビリテーションを実施する．

　術後約6ヵ月以上の復帰期には関節角度の制限はなく，全荷重からさらにスポーツ選手などではボールを使ったプレイなど，よりスポーツ種目に合わせた実践的な機能訓練を行っている．

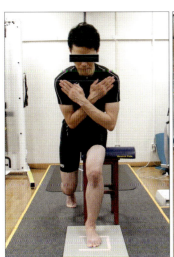
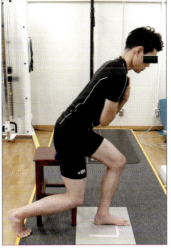

図2 荷重制御下での下肢荷重訓練（half sitting）
殿部を安定した椅子などに乗せて下肢にかかる荷重を軽減して部分荷重を行う

第3章　再生医療とリハビリテーション

4 衝撃吸収能，動的バランス（神経筋機能）の制御と訓練

　運動器の再生医療のリハビリテーションでは，最終的にすべての運動機能を獲得することが目標になる．運動機能ではジャンプの着地動作は下肢や体幹の関節や運動器にかかる衝撃が大きい．われわれは，術後約1～2週間から4～5カ月程度までの訓練期に，部分荷重から全荷重を許可できる時期になるにしたがって，スクワット動作をもとに勢いをつけたmodified drop squatを指導し，足関節と膝関節と股関節の三関節をうまく連動して機能的に使うことにより衝撃吸収能を高められる訓練を実施している（図3）[4]．さらに，術後約3～4カ月以上の復帰準備期では，全荷重から負荷をかけられる時期に従い，高さのある着地訓練を両脚から開始する．片脚でのジャンプ着地では20 cmの高さからの着地においても体重の約4倍程度の最大垂直床反力がかかることが知られているため，高さのある着地の訓練（single-leg drop jump landing：SDL）にて衝撃吸収能とともに動的バランス訓練を積極的に行い，片脚にて安定した着地ができるようになってからジョギングやランニングなどを許可している（図4，5）[5]．

5 心肺機能，視機能，上位機能による制御（脳機能，予測機能など）の訓練

　運動器の完全な機能回復により身体活動が高められるには，運動器のみならず，持続的に身体活動を続けられるための心肺機能や身体活動を高い機能レベルで安全に行うための視覚認知機能や判断予測機能なども重要である．つまり，高い身体活動・パフォーマンスのためには，関節可動域や筋力，バランス能力などはもちろん，動作正確性や再現性など動作の出力系だけでなく，視覚，聴覚，平衡感覚，体性深部感覚など情報入力系とそれら

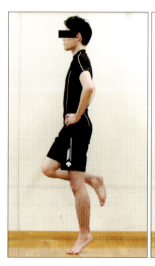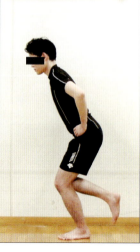

図3　衝撃吸収能の訓練（modified drop squat）
つま先立ちから勢いをつけて踵をつけると同時に膝・股関節を屈曲して着地動作を行う

B. 運動療法　2. 運動器系のリハビリテーション

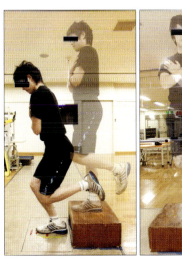
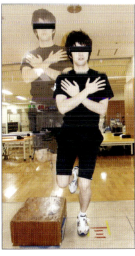

図4 動的バランスの訓練（single-leg drop jump landing：SDL）

片脚で台上に立ち，同じ片脚で前方または側方に飛び降りて着地し，バランスをとる訓練を行う

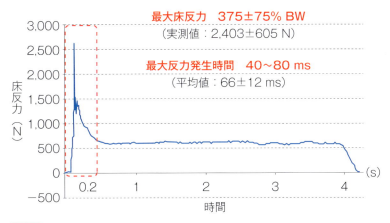

図5 drop jump 着地テストの床反力（Fr）

drop jump 着地では，20 cm 台からの片脚着地で最大床反力は体重の375％になり，最大反力発生時間はつま先が地面に触れてから40～80 ms である

を処理する中枢処理系も重要になる（**図6**）[6]．これらの心肺機能や視機能，上位機能である大脳・小脳などの機能は，運動器に集中して行う訓練とともに，二重動作課題（dual task）などで足関節や膝関節の運動器の制御が異なることが報告されており，上位機能訓練による運動器のリハビリテーションを行うことの重要性も指摘されている[7,8]．

第3章　再生医療とリハビリテーション

第3章　再生医療とリハビリテーション

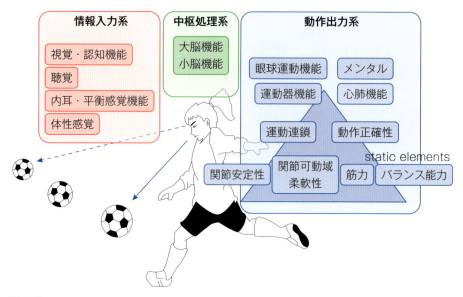

図6　運動器再生医療のリハビリテーションでの評価・訓練すべき項目
運動器の再生医療では術後のリハビリテーションは非常に重要である．治療対象の運動器組織の生体力学的機能を回復するのみならず，人のADLやスポーツ動作など身体活動に影響する動作出力系と，それらを調整する中枢処理系，さらに身体活動を規定する情報入力系などを合わせたリハビリテーションでの評価・訓練が必要である

3　今後の展望

　運動器の再生医療のリハビリテーションにおいて，前述の5つの制御を定量的に評価して効果を判定しながら実施することが重要であるが，現時点での課題として，それぞれの制御を定量性・再現性をもって評価する手段がいまだ未整備なことが挙げられる．現在，筋力や動的バランス評価として，従来からのアイソキネティックな筋力評価やスターエクスカーションバランステスト（star excursion balance test：SEBT），motion captureによる動作解析などに加えて，ヒトの体表につけた加速度センサーや外部からのポジションセンサーなど新規のウェアラブルセンサーや機器を用いて，より簡便にリアルタイムに評価解析が可能になってきた[9,10]．

　今後，運動器の再生医療のリハビリテーションにおいては，組織にかかる力学負荷による細胞や組織応答の分子生物学的機序，その結果のエビデンスの蓄積による再生組織のリモデリングの理解とヒトでの身体活動度を客観的により正確・簡便に連続して測定し，評価・指導できるようになることが求められる．

文　献

1) Tohyama H, et al: Atelocollagen-associated autologous chondrocyte implantation for the repair of chondral defects of the knee: a prospective multicenter clinical trial in Japan. *J Orthop Sci* **14**: 579-588, 2009
2) Adachi N, et al: Implantation of tissue-engineered cartilage-like tissue for the treatment for full-thickness cartilage defects of the knee. *Knee Surg Sports Traumatol Arthrosc* **22**: 1241-1248, 2014
3) 木村佳記, 他：半月板修復（縫合）術：半月板単独損傷—術後リハビリテーション　臨スポーツ医　増刊号　**30**：394-401, 2013
4) 近藤さや花, 他：衝撃吸収機能の評価としての modified drop squat の運動解析. 臨バイオメカニクス **37**：327-334, 2016
5) 木村佳記, 他：ドロップジャンプ着地による動的バランス評価；着地直後の重心動揺形跡解析. スポーツ傷害　**18**：55-57, 2013
6) 中田　研, 他：競技復帰（Return to Play）判断の現状と課題. 臨スポーツ医　**31**：5 406-411, 2014
7) Tavakoli S, et al: The effect of dual tasking on foot kinematics in people with functional ankle instability. *Gait Posture* **49**：364-370, 2016
8) Herman DC, et al: Drop-Jump Landing Varies With Baseline Neurocognition: Implications for Anterior Cruciate Ligament Injury Risk and Prevention. *Am J Sports Med* **44**：2347-2353, 2016
9) Koehler K, et al: Monitoring Energy Expenditure Using a Multi-Sensor Device-Applications and Limitations of the SenseWear Armband in Athletic Populations. *Front Physiol* **8**：983, 2017
10) Wang Z, et al: A Review of Wearable Technologies for Elderly Care that Can Accurately Track Indoor Position, Recognize Physical Activities and Monitor Vital Signs in Real Time. *Sensors*（*Basel*）**17**：pii, 2017

B. 運動療法

3 心臓リハビリテーションと再生医療

勝俣良紀，遠山周吾，福田恵一

1 心臓リハビリテーションの現状

　日本人の死亡原因の第2位は心疾患（15.5％）で，第4位は脳血管疾患（9.9％）であり，両者で全体の1/4を占めている[1]．そのため，近年は脳心血管イベントの一次予防，二次予防としての心臓リハビリテーションは重要性が高まっている．心臓リハビリテーションとは，運動トレーニングに限定されない．栄養マネジメント，冠危険因子の早期発見と是正（脂質，高血圧，糖尿病，減量），禁煙，睡眠障害の早期発見と是正，運動トレーニングなどすべてを医学的に評価し，教育・カウンセリング・運動処方を通して患者に提供することを意味する（図1）．

　脳心血管イベントの一次予防には，栄養療法や運動療法などの早期介入が重要となる．『心血管疾患リスク低減のための生活習慣マネジメントのガイドライン』〔ACC/AHA（米国心臓病学会／米国循環器学会）〕では，脳心血管疾患の強いリスク因子である血清コレステロールおよび血圧を低下させるために，有酸素運動を40分間，週3～4回実施することが推奨されており，脳心血管疾患に対する運動療法の有効性は広く認められているところである[2~4]．一方，脳心血管イベントの二次予防における心臓リハビリテーションの効果もこれまで多数報告されてきた．冠動脈疾患において心臓リハビリテーションは，総死亡を20％，心疾患による死亡を26％，非致死的な心筋梗塞を21％減少した[5]．また，心臓リハビリテーション（3カ月間の週1回の外来リハビリテーション＋心不全専門看護師による指導＋在宅運動療法＋電話相談）は，生活の質（QOL），6分間歩行距離，重症

・栄養マネジメント
・冠危険因子の早期発見と是正
　（脂質，高血圧，糖尿病，減量）
・喫煙
・睡眠障害の早期発見と是正
・運動トレーニング

図1　心臓リハビリテーション
多職種チームが協調して実践する長期にわたる多面的・包括的プログラム

心不全・再入院率を改善した[6].

1 心疾患患者への運動療法

これまで「心不全では安静が大切」と考えられてきたが，長い期間の安静により筋萎縮，筋力低下，呼吸機能低下，起立性低血圧，骨粗鬆症などの異常，つまり「デコンディショニング（筋骨格系障害）」状態に陥ることがはっきりしてきた．そのため，患者に適切な運動を処方することが心不全管理の重要な要素となってきている．2009年に報告された大規模無作為化比較試験である HF action 試験において，運動療法は心事故・総死亡を抑制しないという結果が示されたが[7]，2004年のメタアナリシスでは心不全に対する運動療法は総死亡を有意に減少させ[8]，2012年には10年以上の長期にわたる運動療法の効果が示された[4]．また，HF action 試験のサブ解析では患者のQOLは有意に改善した[3].

運動療法による予後改善の機序は，多くの基礎的な研究が行われている．運動は呼吸器系，心循環系，血管，筋骨格筋，自律神経系に作用し，運動耐容能の増加，労作時呼吸困難・疲労感などのQOLの改善，冠動脈疾患や虚血性心筋症の生命予後を改善，冠危険因子（高血圧，脂質異常症，糖尿病）の改善を促す（図2）．心疾患患者への運動療法には，有酸素運動とレジスタンストレーニングの二種類がある．有酸素運動は歩行や自転車

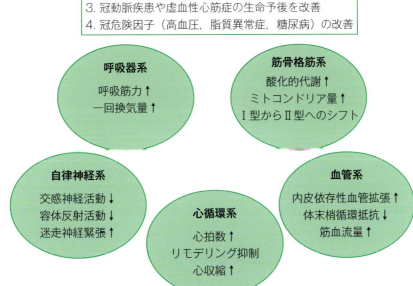

図2 運動療法の効果
さまざまな臓器における運動療法の効果

などの大きな筋群を用いる運動で長時間の運動が可能であり，疲労物質である乳酸の持続的上昇はなく，アシデミアや血中カテコラミンの著名な上昇が抑えられる運動である．一般的に「過負荷の原則」という概念があり，大きなトレーニング効果を得るためには強い運動を行わせる必要がある．

　一方，心不全患者においては，過大な運動による心筋虚血や重症不整脈，死亡の発生が懸念される．そのため，心負荷を増大させずにトレーニング効果を最大限引き出す適切な運動強度を提供する必要がある．日本循環器学会や米国，ヨーロッパの心臓病学会のガイドラインでも，安定した心不全患者に対して心臓リハビリテーションに参加し，有酸素運動程度の運動療法を続けることが強く推奨されている．レジスタンストレーニングは，通常の日常生活で使用する以上の負荷量を筋に与え，筋力や筋持久力を維持・改善する運動である．腕立て伏せや重量挙げなどの強い筋力トレーニングは血圧を上昇させて心臓の負担を増やすと考えられてきたが，低強度レジスタンストレーニングは心臓への負担を増やすことなく筋力をアップさせる効果があることが判明してきた．特に，高齢の心不全患者では筋萎縮や筋力低下の程度が強く，歩行などの持久運動だけではなかなか筋力が回復しないことが日常臨床で見受けられる．そのような患者に対しては，低強度レジスタンストレーニングの併用が効果的である[9]．

2　運動処方の種類と強度

　運動処方は，運動の種類・強度・持続時間・頻度の各要素を患者に提供することである．運動の種類は，前述のとおり，有酸素運動と低強度レジスタンストレーニングの併用が効果的である．強度は，心拍数，自覚的運動強度（Borg指数），酸素摂取量などから決定する．心不全患者では，心房細動の合併やβブロッカー・ジゴキシン製剤の内服，心拍応答不全の合併などで心拍数をもとにした運動強度の決定は適していない．Borg指数は実際の運動療法中によく使われる指標であり，20段階中，11（楽である）〜13（ややきつい，軽く汗ばむ）の強度の運動が有酸素運動と考えられている．最も客観的で心不全患者の予後の推定にも使用される方法は，心肺運動負荷試験による呼気ガス分析となる．エルゴメーターまたはトレッドミルを用いた運動負荷中に，終末呼気二酸化炭素分圧，終末呼気酸素分圧，酸素摂取量，二酸化炭素排泄量，分時換気量の計測（呼気ガス分析）を行い，嫌気性代謝閾値の酸素摂取量，最高酸素摂取量，ガス交換能などが解析される．この結果を用いて，心不全の予後を推定し，適切な薬物管理，栄養管理，また運動強度が決定される．具体的には，最大酸素摂取量の40〜60％，または嫌気性代謝閾値における運動強度を処方する（図3）．運動の頻度は1日の運動時間が30〜60分，頻度は1週間に3〜7回が適切とされている．重症心不全では，週3〜5回と少なめに設定することも重要と考えられている．

B. 運動療法　3. 心臓リハビリテーションと再生医療

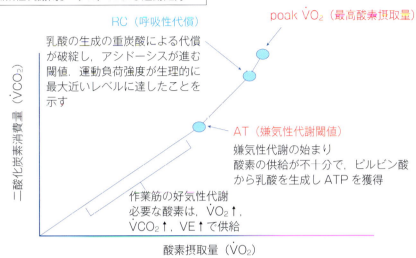

図3　心肺運動負荷試験による運動強度の決定
漸増運動負荷中の，酸素摂取量と二酸化炭素消費量の関係

2 再生医療と心臓リハビリテーション

1 再生医療で求められるリハビリテーションとは

　心臓への細胞移植も近未来の新たな治療としてまさに研究が進んでいる．しかし，細胞を移植するのみで治療は完結しない．これまで，心不全，心筋梗塞をはじめとした多くの心疾患に対し，さまざまなインターベンションが開発されてきたが，心疾患の治療は心臓に対するインターベンションのみではとどまらないことがすでにわかっている．再生医療は，心移植の適応となるような低心機能患者が想定されるが，心不全は心機能低下のみの病態ではなく，心臓機能障害に加え下肢を中心としたデコンディショニング，自律神経機能障害などが相互作用した病態と考えられている．そのため，細胞移植前後の適切な心臓リハビリテーションの実践が重要となる．特に，iPS 細胞から分化誘導した心筋細胞は未熟かつ細胞のサイズが小さいため，移植後に生理的肥大を促し，移植心筋のボリュームを増やす必要がある．この観点からも，運動療法を中心とした心臓リハビリテーションの実践は不可欠となる．移植前後の運動トレーニングに加え，通常の心臓リハビリテーションと同様に栄養マネジメント，冠危険因子・睡眠障害の早期発見・是正，禁煙などを同時に

第3章　再生医療とリハビリテーション

提供していく必要がある．また，細胞移植に伴い，一定期間は心室性期外収縮などの心室性不整脈が誘発されることが予想されており，急性期は不整脈にも留意した運動処方が望まれる．

2 心臓における再生医療の現状

末期重症心不全は極めて予後が悪く，内科的治療抵抗性を示すため，心臓移植が唯一の根本的治療法である．しかしながら，移植治療における成績に関しては向上しているとはいえドナー不足が深刻である状況が続いており，心臓移植治療を受けるまでの待機期間は平均で約3年であり，その間に亡くなる人も多いのが現状である．そこで，心臓移植治療の代替治療法としてiPS細胞を用いた心臓再生医療が注目を浴びている．心臓再生医療の実現化のためのさまざまなハードルは，図4の5つのステップを解決する必要がある．①非侵襲的かつ安全なヒトiPS細胞を樹立する方法の開発，②ヒトiPS細胞を安価かつ大量に培養する方法の確立，③ヒトiPS細胞から効率的に心筋を分化誘導する方法の確立，④さまざまな細胞を含む細胞集団の中から未分化幹細胞を除去し，心筋細胞だけを純化精製する方法の開発，⑤移植心筋細胞を効率よく生着させる移植方法の開発および大動物における安全性・有効性の評価である．

現状，ヒトiPS細胞を用いた心臓再生医療を具現化するうえでの最大の障壁の1つが，細胞移植後に腫瘍形成を来すリスクがあることである（図4 ④⑤）．現状においてヒトへの臨床応用を実現化させるためには，数億個もの大量の心筋細胞を移植する必要があることはいうまでもないが，大量の心筋細胞の移植に伴い，残存未分化幹細胞や心筋細胞以外の増殖細胞が混入してしまう可能性がある．実際に，マウスiPS由来神経細胞を脳に移植した報告やヒトiPS由来心筋細胞を心臓に移植した報告からも，iPS由来の分化細胞集団には少なからず未分化幹細胞が残存しており，それらが腫瘍形成の原因となることが示されている[10〜12]．したがって，腫瘍形成のリスクのない心筋細胞が大量に必要であり，「質」と「量」の問題をクリアしなければヒトiPS細胞を用いた心臓再生医療は成立しないのである．

ヒトiPS細胞を用いた心臓再生医療の具現化を目指す際には，いかに効率よくかつ安価に大量の安全性の担保された心筋細胞を回収するかが重要である（図4 ②③）．筆者らは，除去すべき未分化幹細胞の代謝特性を理解することにより，遺伝子改変やFACS（セルソーター）など複雑な技術を用いることなく，培地の組成を変えるという安価かつ単純な方法により，腫瘍化のリスクがきわめて低い安全な心筋細胞を大量に得ることを可能にした[13]．さらに，心筋細胞における大量培養法をすでに確立しており，心臓再生医療におけるボトルネックであった移植心筋細胞における「質」と「量」の問題を克服できる可能性があると考えている．

B. 運動療法　3. 心臓リハビリテーションと再生医療

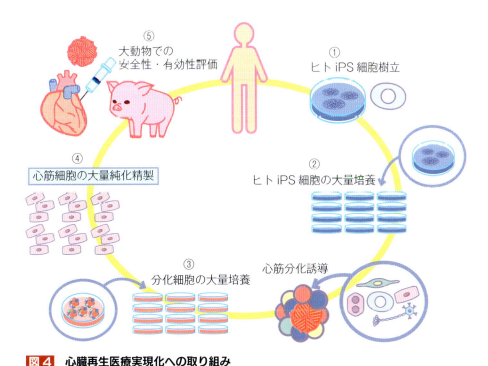

図4　心臓再生医療実現化への取り組み
ヒトiPS細胞を用いた心臓再生医療へ向けた解決すべき5つのステップ

　最近では，Shibaら[14]によりサル心筋梗塞モデルに主要組織適合遺伝子複合体（MHC）が一致したサルiPS由来心筋細胞を移植し，移植心筋細胞が宿主の心筋細胞と電気的に結合することや，移植直後一過性に心室頻拍などの不整脈の頻度が上昇すること，また心機能が改善することが報告されている．このようにiPS由来心筋細胞を用いた細胞移植に関しても徐々に有効性が示されつつあり，今後はより長期におよぶ安全性や有効性の評価を慎重に行ったうえで，心臓移植の代替治療としての再生医療の実現化を目指し，2018年にはfirst in humanを目指している．

3　新しい運動療法の開発：リアルタイムな心拍変動解析を用いた適切な有酸素運動

　患者が非監視下で運動を行う場合，脈拍数やエルゴメーターの負荷量以外に運動強度を客観的に把握する方法がなく，予想以上の低強度または強強度の運動が実施されている可能性があり，運動療法の効果を最大限に生かせていないことが懸念される．この点が臨床におけるジレンマであり，毎日の体調に合わせたリアルタイムな有酸素レベルでの運動を提供するシステムの開発は喫緊の課題である．

　運動時の自律神経活動の評価はこれまで限定的であった．心臓自律神経活動の評価を正確かつ簡便に実施できなかったことに加え，心臓自律神経の体外的負荷に対する瞬時の反

射機能の正確な評価法，画像化が困難であったことが原因と考えられる．心臓の自律神経活動を非侵襲的に測定する方法として，心拍変動パワースペクトル解析（周波数解析）が一般的に使用される（図5）．心電図のRR間隔を詳細に測定することで心拍の「ゆらぎ」の周波数解析を行い，副交感神経活動の指標として高周波成分（high frequency：HF），交感神経活動の指標として，低周波成分（low frequency：LF）とHFの比（L/H）を求め，心臓の自律神経活動のバランスを解析する手法である．これまでの高速フーリエ変換法を用いた心拍変動パワースペクトル解析では安静時の心臓の自律神経活動の評価は可能であったが，心拍数が短時間で変化するような起立負荷時や運動負荷時などの自律神経反射機能の解析は困難であった．しかし，近年，最大エントロピー法（maximum entropy method）を用いて，運動負荷時の心臓自律神経活動を検証することが可能となった[15]．

　われわれは，2014年より最大エントロピー法を用いて漸増運動負荷中の心臓自律神経反射機能を画像化（可視化）する研究を開始した．これまでの心拍変動解析によく使用されていたホルター心電図などでは，R波の信号を125Hzで採取しており，解像度が粗いため，心拍数が150〜200bpmまで上昇する運動時では心拍変動を正確に把握することが困難であった．そこで，R波の信号を1,000Hzの精度で採取する技術を開発し（自律神経解析用心拍計LRR-03®，クロスウェル社），そのもとで最大エントロピー法を用いて，30秒間の心拍変動を1拍ごとずらしながら，漸増運動負荷中のHF，LF，L/Hを連続的に解析し，瞬時に画像化することに成功した（図6）．さらに，心臓自律神経反射機能と呼気ガス分析における測定値（最大酸素摂取量，嫌気性代謝閾値での酸素摂取量など）との関係を検証した．運動開始後からHF成分（副交感神経活動）が徐々に低下し，ほぼ0に

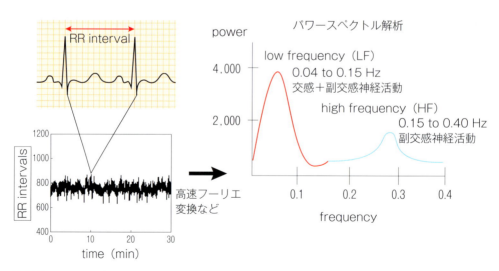

図5　心拍変動パワースペクトル解析（周波数解析）
高周波成分（HF）は副交感神経活動を，低周波成分（LF）とHFの比（L/H）は交感神経活動を表す

B. 運動療法　3. 心臓リハビリテーションと再生医療

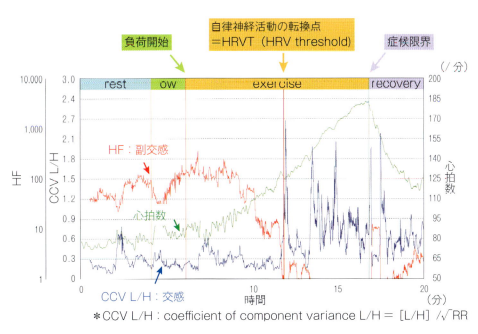

図6　漸増運動負荷中のリアルタイムな心拍変動パワースペクトル解析
漸増運動中，HFは徐々に低下し，HRVT以後，L/Hが上昇する．HF：赤，L/H：青

低下するのと同時にL/H（交感神経活動）が活性化し，症候限界まで持続する．さらに副交感神経から交感神経に切り替わるタイミング〔自律神経変換点（HRV threshold：HRVT），HFがほぼ0となりL/Hは上昇を開始するタイミング〕が，呼気ガス分析による嫌気性代謝閾値における酸素摂取量と優位な相関をもつことが健常ボランティアおよび心筋梗塞患者で示された（**図7**）．この結果は，心拍変動の周波数解析の画像化によって嫌気性代謝閾値，つまりは有酸素運動の限界が予測可能であることが示唆された[16]．これまでに得られた知見とウェアラブル心拍計を組み合わせることで，スマートフォン上で運動中の自律神経反射機能をリアルタイムに画像化（可視化）し，外来心臓リハビリテーション中などに正確に有酸素運動限界を通知することが可能になった．それにより，心拍数をモニタリングするだけでなく，患者の体調に合わせてリアルタイムに有酸素運動レベルでの運動を提供することが期待される（**図8**）．

4　新しい運動療法の開発：筋電気刺激法を用いた新しいレジスタンストレーニング

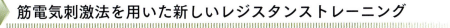

重症心不全患者の心臓リハビリテーションで最も問題になるのが，デコンディショニングの進行である．有酸素運動は，心不全の予後を改善する可能性がこれまでの研究結果から示唆されるが，下肢筋力低下が著明な症例では，有酸素運動のみでは筋力の改善に乏し

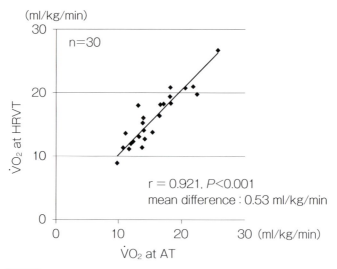

図7 HRVTと嫌気性代謝閾値（AT）の関係
HRUTはATと強く相関する．HRVT：自律神経変換点

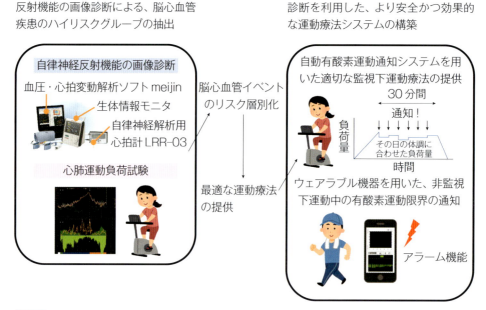

図8 安全かつ効果的な心臓リハビリテーションの提供に向けた新たな取り組み
リアルタイム心拍変動解析による，自動有酸素運動通知システムの運動療法への応用

く，有効な有酸素運動が行えないジレンマがある．近年，このような患者に対し，低強度レジスタンストレーニングの併用が有効であることが示されてきた．さらに，進行した廃用などに伴う筋萎縮に対して骨格筋電気刺激を用いた筋萎縮の治療（筋量の回復）が新た

な試みとして考えられている．電極を腰や脚に巻き付けるベルト電極を用いることで，大腿四頭筋・ハムストリングス・前脛骨筋・下腿三頭筋などの筋量の増加および運動耐容能の改善が得られている[17]．細胞移植を検討する患者に対して，心負荷を伴わない下肢筋力の維持を実現するためには，骨格筋電気刺激なども併用することが心臓リハビリテーションの観点からは重要であることが示唆される．この領域の今後の研究の発展が期待される．

再生医療の実現には，心臓リハビリテーションの実践が重要である．これまでの知見から得られた方法論をベースに，新たな概念を用いたリハビリテーションの提供が再生医療の実現には必須である．

文 献

1) 厚生労働省：平成23年人口動態統計．http://www.mhlw.go.jp/toukei/saikin/hw/jinkou/kakutei11/〔accessed 2017 Dec〕
2) Clark AM, et al: Meta-analysis: secondary prevention programs for patients with coronary artery disease. *Ann internmed* 143：659-672, 2005
3) Flynn KE, et al: Effects of exercise training on health status in patients with chronic heart failure: HF-ACTION randomized controlled trial. *Jama* 301：1451-1459, 2009
4) Belardinelli R, et al: 10-year exercise training in chronic heart failure: a randomized controlled trial. *J Am Coll Cardiol* 60：1521-1528, 2012
5) Taylor RS, et al: Exercise-based rehabilitation for patients with coronary heart disease: systematic review and meta-analysis of randomized controlled trials. *Am J med* 116：682-692, 2004
6) Davidson PM, et al: Can a heart failure-specific cardiac rehabilitation program decrease hospitalizations and improve outcomes in high-risk patients? *EurJ cardiovasc prev rehabil* 17：393-402, 2010
7) O'Connor CM, et al: Efficacy and safety of exercise training in patients with chronic heart failure: HF-ACTION randomized controlled trial. *Jama* 301：1439-1450, 2009
8) Piepoli MF, et al: Exercise training meta-analysis of trials in patients with chronic heart failure (ExTraMATCH). *BMJ* 328：189, 2004
9) Giuliano C, et al: The effects of resistance training on muscle strength, quality of life and aerobic capacity in patients with chronic heart failure-A meta-analysis. *Int J cardiol* 227：413-423, 2017
10) Zhang L, et al: Inhibition of stearoyl-coA desaturase selectively eliminates tumorigenic Nanog-positive cells: Improving the safety of iPS cell transplantation to myocardium. *Cell Cycle* 13：762-771, 2014
11) Miura K, et al: Variation in the safety of induced pluripotent stem cell lines. *Nat Biotechnol* 27：743-745, 2009
12) Tohyama S, et al: Distinct metabolic flow enables large-scale purification of mouse and human pluripotent stem cell-derived cardiomyocytes. *Cell Stem Cell* 12：127-137, 2013
13) Tohyama S, et al: Glutamine Oxidation Is Indispensable for Survival of Human Pluripotent Stem Cells. *Cell metab* 23：663-674, 2016
14) Shiba Y, et al: Allogeneic transplantation of iPS cell-derived cardiomyocytes regenerates primate hearts. *Nature* 538：388-391, 2016
15) Kohara K, et al: Autonomic nervous function in essential hypertension in the elderly. Evaluation by power spectral analysis of heart rate variability. *Am J hypertens* 9：1084-1089, 1996
16) Katsumata Y, et al: Real-Time Analysis of the Heart Rate Variability During Incremental Exercise for the Detection of the Ventilatory Threshold. *J Am Heart Assoc* 7：pii: e006813, 2018
17) Miyamoto T, et al: Low-intensity electrical muscle stimulation induces significant increases in muscle strength and cardiorespiratory fitness. *Eur J sport sci* 16：1104-1110, 2016

C 評価法

中川　慧，猪村剛史

1 はじめに

再生医療が普及するとリハビリテーションが担う役割は変化する．たとえば，中枢神経疾患の再生医療では，細胞治療効果を最大限に引き出すために適切な運動介入を行うことで，移植細胞と既存の神経回路の機能的なネットワークを再構築するリハビリテーションが求められる．同時に，適切な治療効果が得られているかの検証も非常に重要な意味をもち，評価項目に則した機器の選択，評価方法の選定が重要となる．本項では，現状の評価方法を供覧し，再生医療後のリハビリテーションにおいて有用な評価方法を検討する．

2 中枢神経系疾患に対する評価

1 中枢神経系疾患の評価

近年，幹細胞を用いた細胞治療で脳血管障害患者の運動機能回復が促進される治験例が報告されており[1]，一部は保険適用も認可されている．また，細胞移植後にリハビリテーションを併用すると運動機能回復効果が高いという知見も報告[2]されている．

2000年代の脳機能計測・解析技術の急速な発展に伴い，脳機能を可視化して評価することが可能となってきた．客観的に評価できるようになったからこそ，評価者はどの機器を用いるか，どのような課題を設定して評価するかという選択に迫られる．本項では，脳機能計測機器を紹介するとともに，中枢神経疾患において大きな障害となる運動機能，感覚機能をそれぞれ評価するにあたり，適切な機器選択や課題設定を考える．

2 脳機能計測機器

脳機能計測機器は，電気生理学的に神経活動を直接的に評価する手法，脳血流の酸素化

C. 評価法

表1 代表的な非侵襲的脳機能評価手法

1. 脳機能イメージング手法		
機能的MRI	functional magnetic resonance imaging（fMRI）	神経細胞の活動に伴う血液内の酸化還元状態を捉える
陽電子断層撮影法	positron emission tomography（PET）	放射性同位元素をトレーサーとし，脳血流やエネルギー代謝を捉える
近赤外分光法	near-infrared spectroscopy（NIRS）	測定時の姿勢や運動の自由度が高い
2. 電気生理学的手法		
脳波	electroencephalography（EEG）	高い時間分解能を有する
脳磁図	magnetoencephalography（MEG）	錐体細胞の細胞内電流を捉え，時間分解能・空間分解能が高い
3. 皮質脊髄路の評価手法		
拡散テンソル画像	diffusion tensor image（DTI）	白質神経線維の走行を可視化
経頭蓋磁気刺激法	transcranial magnetic stimulation（TMS）	一次運動野を直接刺激し，運動誘発電位を記録

ヘモグロビンの挙動から間接的に評価する脳機能イメージング手法，あるいは脳を直接刺激する手法などに大別される．各計測機器の概要は**表1**に示す．

1）磁気共鳴画像

磁気共鳴画像（magnetic resonance imaging：MRI）は，体内の水素原子の原子核から得られる共鳴信号を捉えている．再生医療後のリハビリテーション評価法としては，構造MRI画像の撮像に加えて，機能的MRIや拡散テンソル画像での評価が有用となる．

①機能的MRI

機能的MRI（functional MRI：fMRI）は，神経活動に伴う脳血流量や脳酸素代謝率の変化を捉え，神経細胞の活動に伴う血液内の酸化還元状態の変化を利用し，課題に伴う脳活動を画像化する評価法である（**図1**）．神経細胞が活動すると，酸素を消費し，脱酸素化ヘモグロビンが増加する．脱酸素化ヘモグロビンはごく弱い磁性をもつため，MRIの磁場がわずかに乱されて，一時的に信号が弱まる．しかしその数秒後，神経細胞に酸素を供給するために，酸素消費量を上回る酸素化ヘモグロビンが流入する．そのため，磁場を乱していた脱酸素化ヘモグロビンが相対的に少なくなり，弱められてい

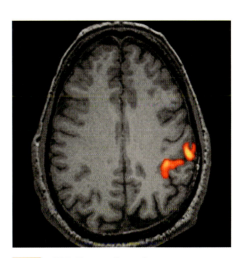

図1 機能的MRI（fMRI） (picture：Siemens Healthcare GmbH)

たMRI信号の強さが回復して強くなる〔BOLD（blood oxygenation level dependent）効果〕[3]．このMRI磁場変化（脱酸素ヘモグロビンの減少）を捉えることで脳活動を画像化している．造影剤などを使用することなく，非侵襲的な計測が可能である．

　fMRIの最大の長所としては，脳表のみでなく脳深部まで評価が可能なこと，脳を標準化し，容易に統計学的解析を行うことが可能なことなどが挙げられる．一方，短所としては他の解析手法に比較して時間分解能に劣り，仰臥位で計測となるため，測定肢位が限られることが挙げられる．

②拡散テンソル画像

　脳梁や皮質脊髄路などの白質の神経線維の走行状態を可視化する方法として，拡散テンソル画像（diffusion tensor image：DTI）が利用される（図2）．白質神経周囲の水分子はブラウン運動などによって動きが制限され，拡散異方性が強くなる．この原理を利用し，神経線維の走行をテンソルとして算出し，可視化できる（diffusion tensor tractography：DTT，拡散テンソルトラクトグラフィ）．この定量化の手法の1つとして，拡散異方性（fractional anisotropy：FA）を計測することで，それぞれの描出線維の障害の程度を定量化することができる．実際，脳血管障害患者では，損傷側のFA値が低値を示しており，その値は運動麻痺の程度に依存すると報告[4,5]されている．

2）近赤外分光法

　近赤外分光法（near-infrared spectroscopy：NIRS）とは，近赤外光を用いて生体のヘモグロビン濃度を計測することで局所の血液量を推定し，間接的に脳活動を計測する機器である．波長700〜1,000 nmの近赤外線は，骨を含め生体組織をよく透過する一方でヘモグロビンにより吸収されるという特性をもち，この特性を生かして酸素化ヘモグロビンや

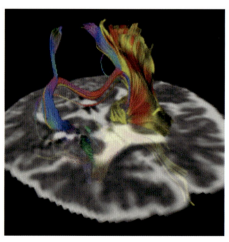

図2　拡散テンソル画像（DTI）（picture：Siemens Healthcare GmbH）

C. 評価法

脱酸素化ヘモグロビン濃度を計測できる．fMRIと同様に，脳血流のヘモグロビンの酸化還元状態を評価する機器であるが，脱酸素化ヘモグロビン濃度よりも酸素化ヘモグロビン濃度を脳活動の指標としている研究が多い．

　NIRSの長所として，頭部の固定を必要とせず，乳児，高齢者についての測定が可能であること[6]や，測定時の姿勢や運動の自由度が高くかつ測定場所に制限もなく，課題負荷についての選択肢が多いことが挙げられる．一方，短所としては，測定の対象としている頭部位を正確には同定できないこと（最良の空間分解能は2cm程度），頭皮や頭蓋骨などの脳以外の組織からの影響があることなどが挙げられる．

3）脳磁図

　脳磁図（magnetoencephalography：MEG）は，超電導量子干渉素子（superconducting quantum interference device：SQUID）を用いて錐体細胞の樹状突起で生じた細胞内電流（excitatory postsynaptic potential：EPSP，興奮性シナプス後電位）によって生じた磁場を直接捉え，その磁場から脳活動が生じた部位を推定できる機器である（図3）．脳波と比べて，信号が減衰することなく，脳内の信号を検出できる利点を有する．また磁場を捉えているため，脳溝の活動の検出に優れるという特徴をもつ．

　MEGが他に比べて優れていることは，時間分解能が高く（1,000分の1秒単位での潜時

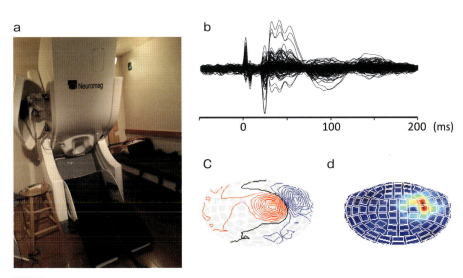

図3　脳磁図（MEG）
a．シールドルーム内に設置された全頭型脳磁計（Neuromag，ELEKTA社）
b．右手正中神経刺激時の脳磁場応答，全204chの波形を重畳したデータ．0msが刺激時点を表す
c．刺激後20ms時点（N20m）の等磁場線図，赤色が磁場の沸き上がり，青色が磁場の沈み込みを示す
d．刺激後20ms時点での傾斜磁場トポグラフィ．右頭頂付近を中心とした活動がみられる

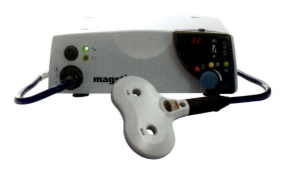

図4 磁気刺激装置 マグスティム 200 スクエア
(写真：株式会社ミユキ技研)

を測定可能)，かつ空間分解能も高い(データを306ものチャンネルから測定し，その結果をMRIに投射して活動部位を推定可能)ことである．短所としては，測定に専用のシールドルームなどの施設や費用がかかることや測定肢位が限られ，大きな運動はできないことなどが挙げられる．MEGが捉えている磁場は地磁気の約10億分の1と微小なため，数十回以上の試行の加算データが用いられる．

4) 経頭蓋磁気刺激

経頭蓋磁気刺激（TMS）は，電気生理学的に運動野や皮質脊髄路の機能を評価する手法として多く用いられる（図4）．一次運動野の興奮性の評価を行う場合，一次運動野に配置したコイル内に電流を流し皮質内の神経細胞を興奮させる．その興奮によって生じる発射が皮質脊髄路および脊髄α運動ニューロンを興奮させ，筋収縮を引き起こす．この筋収縮の程度を筋電図を用いて捉えることで，一次運動野の興奮性を評価できる（motor evoked potentials：MEP，運動誘発電位）．厳密には，TMSによる刺激は錐体細胞を直接興奮させているのではなく，皮質介在ニューロンなどを興奮させた結果，間接的に錐体細胞が興奮するものとされている（indirect-wave：I-wave）[7]．そのため，TMSは皮質介在ニューロンを含めた皮質運動野全体の機能の評価に利用されている．

3 再生医療，リハビリテーションにおける脳機能イメージング機器の使用

中枢神経疾患における再生医療後のリハビリテーションでは，回復過程の評価指標として，体性感覚機能や運動機能に焦点を当てることが多い．それぞれに関連する脳活動の回復過程を評価するにあたり，各評価機器の特徴を生かした評価法を紹介する．

1) 体性感覚に関連する脳活動の評価

体性感覚刺激に対しては，脳波やMEGといった時間的分解能に優れた電気生理学的手

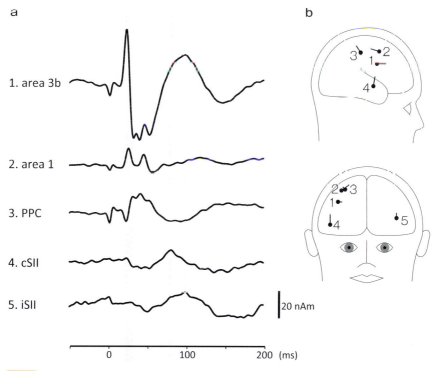

図5　脳磁場応答の経時的変化
右手正中神経刺激時の脳磁場応答の多信号源解析結果を示す．刺激対側第一次体性感覚 3b 野（area3b），1 野（area1），頭頂連合野（PPC），刺激対側第二次体性感覚野（cSII），刺激同側第二次体性感覚野（iSII）と順に活動源が推定される

法が評価に適する．特に MEG では，多くのセンサーから詳細に活動源を推定できるため，神経伝導の評価も可能となる．この利点を生かして，ホムンクルスマップ（感覚のこびと）の再現[8]や一次体性感覚野（ブロードマンエリア 3b 野）から頭頂連合野，二次体性感覚野へのミリ秒単位での神経伝導が報告されている[9]．図5に，正中神経刺激による経時的変化の一例を示す．

他にも刺激呈示方法を工夫することで，MEG から多くの情報を入手できる．たとえば，脳は常に外界から受ける情報を蓄積し，その情報をもとに次に来るべき情報を予測する．しかし，そこに予測とは異なる感覚情報が入力されると，脳は自動的にその変化（予測エラー）を検出する．このように脳は，自己を取り巻く環境に発生した新たな事象にすばやく反応する変化検出システムを備えており，突然刺激変化を起こした際の脳の自動応答であるミスマッチ陰性電位（mismatch negativity）[10]や変化関連活動[11]は，注意状態に依存されない応答であり，高次脳機能の評価に有用な指標となる．

脳内では，興奮性ニューロン・抑制性ニューロンが相互にネットワークを形成している．これらの評価には，連続する体性感覚刺激を用いて 2 番目の刺激に対する脳応答の減

衰を評価する paired-pulse suppression 法が用いられており，前注意段階で重要ではない情報を抑制して，新奇[注]感覚入力に対する応答を鋭敏にするための機能（sensory gating）を反映していると考えられている[12, 13]．

触覚のみでなく，痛覚や痒覚を電気生理学的に検討する研究[14, 15]も多く行われているが，これらの感覚は認知的な要素を含むことから，大脳基底核や大脳辺縁系など脳深部も賦活する．これらの領域の計測には fMRI などが適しているといえる．

2) 運動に関連する脳活動の評価

電気生理学的評価においては前述したように TMS が優れている．一次運動野を刺激し，対側骨格筋の筋電図を捉える MEP が指標となる．近年，試験刺激の直前（1～5 ms 前）に MEP を誘発できない程度の刺激を呈示し，運動野の抑制機構を評価する皮質内短潜時抑制[16]なども評価指標の1つとして利用されている．

皮質脊髄路の直接的な評価には，DTI が適する．Maeshima ら[4]は，FA 値が低い脳血管障害患者ほど歩行時に補装具を必要としていると報告しており，DTI が運動機能の予後予測に利用できる可能性を示している．

実際の運動実行そのものの動作を捉えるうえでは，NIRS も有用である．Miyai ら[17]は，トレッドミル歩行中の脳活動を評価しており，歩行運動に伴う両側一次運動野や補足運動野の活動を検出している．また，上肢の比較的大きな動作（回転盤操作課題）を用いて運動学習に伴う大脳皮質活動を評価した研究では，運動学習に伴う補足運動野の活動の増加が確認されている[18]．

MEG では，運動関連脳磁界や背景磁場活動のパワー値の変化で運動機能の評価が行われる．前者は，運動の準備段階を反映する運動準備磁界（readiness field：RF），一次運動野の活動を反映する運動磁界（motor field：MF），運動後の感覚フィードバックを示す運動誘発磁界（motor evoked field：MEF）からなり，動作の準備や実行に伴う脳応答をそれぞれ評価できる[19, 20]．後者は，運動課題付加に伴う特定の周波数の背景磁場活動の変化を捉えるものであり，大脳皮質活動の一面を反映する現象として考えられている．随意運動後には，mu rhythm と呼ばれる alpha 帯域（8～13 Hz）の周波数パワー値の低下や beta 帯域（16～25 Hz）におけるパワー値の増減である事象関連脱同期／同期（event related desynchronization/synchronization：ERD/ERS）が出現する．これらは運動観察時や運動イメージ時[21]にも出現する指標であることから，随意運動が困難な中枢神経疾患患者の脳内ネットワークを評価する指標ともなりうる．

3) 複数の機器を用いた多角的な評価

ここまで紹介したように，脳機能を計測する機器は多く，それぞれ一長一短ある．よっ

注）目新しく珍しい

て，1つの機器だけでは十分に評価できているわけでなく，複数の機器を用いた評価が求められる．

一定時間の片側上肢不使用による神経活動の可塑的変化を検討したBurianováら[22]の研究では，24時間の不使用により，MEP出現閾値の上昇すなわち皮質興奮性の低下に加えて，fMRIにより対側感覚運動野に限局した運動イメージ時の神経活動の減少を確認している．さらにMEGを用いることで，その可塑的変化を時間的な面からも検証できたと報告している．

またShinerら[23]は，軽度～重度の脳血管障害患者の運動機能をTMSとMEGを用いて評価している．彼らの報告によると，両側の一次運動野へTMSを施行すると，損傷半球刺激によるMEPのみ低下が確認され，その程度は運動麻痺の程度に依存した．一方，示指伸展運動を行わせると，重度運動麻痺患者では，ERD出現時間の延長ならびにERSの欠如が観察された．そして興味深いことに，その傾向は麻痺側運動時の損傷半球のみでなく，非麻痺側運動時の非損傷半球でも観察されたと報告している．この結果は，脳血管障害患者は損傷半球のみでなく非損傷半球機能も低下していることを示しており，TMSのみの評価では得られなかった知見である．

このように，再生医療後のリハビリテーション効果の検証に際し，脳機能を計測するうえで複数の機器を使用して多角的に評価することは，効果の確証に加え，1つの評価法では捉えられなかった知見の発見につながる可能性がある．より正確な評価には，1つのみでなく多角的な視点からの評価が重要となる．

3 運動器疾患に対する評価

運動器疾患に対する評価に対し，理学的検査法の他にmotion capture（三次元動作分析）の導入が進んでいる．これまでは，1つの部位・関節に着目することが多かったが，1つの部位のみでなく全身の動きの中で動作を評価する必要がある．Motion captureでは，計測対象に貼付した反射マーカーの三次元位置データを複数のカメラからリアルタイムに位置情報を取得することで，個々の動作パターンの詳細な解析が行える．さらに床反力計や筋電図を組み合わせて計測することで，多角的に動作を評価できるため，運動器疾患に対する評価法として非常に有用な手法となるだろう．

第3章　再生医療とリハビリテーション

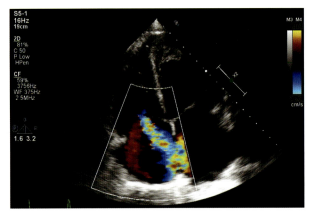

図6　カラードップラー法（画像：フィリップス・ジャパン）

4 心疾患に対する評価

　心機能の一般的な評価法として心電図が広く知られているが，近年，心磁図や心臓超音波検査（心エコー検査）などを用いた詳細な評価も行われている．

　心電図では，心臓で発生した電流による電位差を体表面全体で観察しており，空間的な制度は低い．一方，心磁図では，肋骨や皮膚などの体内組織の影響をほとんど受けないため，空間分解能が高く，拍動時に生じる微小な電流，心機能を詳細に評価できる特徴をもつ．心臓超音波検査は，超音波を照射し，その反射波から心臓の形態や機能を評価する手法である．心疾患の診断に多く利用される他，カラードップラー法（図6）を用いて心臓内の血液の流れを評価できる．

5 まとめ

　本項では，中枢神経疾患に対する脳機能計測法を中心に評価法に関して概説した．今後の再生医療の発展・普及に伴い，その後のリハビリテーションの直接的な効果を最新技術を用いて評価する重要性はさらに高まると考える．そのうえで，どのような機器を使用して評価するべきか，どのような手法，タスクを用いて評価するべきか十分に検討する必要があるだろう．

文献

1) Honmou O, et al: Intravenous administration of auto serum-expanded autologous mesenchymal stem cells in stroke. *Brain* **134** : 1790-1807, 2011
2) Imura T, et al: Interactive effects of cell therapy and rehabilitation realize the full potential of neurogenesis in brain injury model. *Neurosci Lett* **555** : 73-78, 2013
3) Ogawa S, et al: Oxygenation-sensitive contrast in magnetic resonance image of rodent brain at high magnetic fields. *Magn Reson Med* **14** : 68-78, 1990
4) Maeshima S, et al: Diffusion tensor MR imaging of the pyramidal tract can predict the need for orthosis in hemiplegic patients with hemorrhagic stroke. *Neurol Sci* **34** : 1765-1770, 2013
5) Kusano Y, et al: Prediction of functional outcome in acute cerebral hemorrhage using diffusion tensor imaging at 3T: a prospective study. *AJNR Am J Neuroradiol* **30** : 1561-1565, 2009
6) Kobayashi M, et al : The processing of faces across non-rigid facial transformation develops at 7 month of age: a fNIRS-adaptation study. *BMC Neurosci* **15** : 81, 2014
7) Day BL, et al: Electric and magnetic stimulation of human motor cortex: surface EMG and single motor unit responses. *J Physiol* **412** : 449-473, 1989
8) Nakamura A, et al: Somatosensory homunculus as drawn by MEG. *Neuroimage* **7** : 377-386, 1998
9) Inui K, et al: Serial processing in the human somatosensory system. *Cereb cortex* **14** : 851-857, 2004
10) Näätänen R, et al: The mismatch negativity (MMN) in basic research of central auditory processing: a review. *Clin Neurophysiol* **118** : 2544-2590, 2007
11) Nakagawa K, et al: Change-related auditory P50: a MEG study. *Neuroimage* **86** : 131-137, 2014
12) Hsiao FJ, et al: Neural correlates of somatosensory paired-pulse suppression: a MEG study using distributed source modeling and dynamic spectral power analysis. *Neuroimage* **72** : 133-142, 2013
13) Nakagawa K, et al: Inhibition of somatosensory-evoked cortical responses by a weak leading stimulus. *Neuroimage* **101** : 416-424, 2014
14) Inui K, et al: Pain perception in humans: use of intraepidermal electrical stimulation. *J Neurol Neurosurg Psychiatry* **83** : 551-556, 2012
15) Mochizuki H, et al: Time course of activity in itch-related brain regions: a combined MEG-fMRI study. *J Neurophysiol* **102** : 2657-2666, 2009
16) Kujirai T, et al: Corticocortical inhibition in human motor cortex. *J Physiol* **471** : 501-519, 1993
17) Miyai I, et al: Cortical mapping of gait in humans: a near-infrared spectroscopic topography study. *Neuroimage* **14** : 1186-1192, 2001
18) Hatakenaka M, et al: Frontal regions involved in learning of motor skill--A functional NIRS study. *Neuroimage* **34** : 109-116, 2007
19) Onishi H, et al: Cortical neuromagnetic activation accompanying two types of voluntary finger extension. *Brain Res* **1123** : 112-118, 2006
20) Nakagawa K, et al: A magnetoencephalographic study of sensorimotor activity differences during unilateral and bilateral forearm movements. *Int J Rehabil Res* **33** : 254-260, 2010
21) Nakagawa K, et al: Neuromagnetic beta oscillation changes during motor imagery and motor execution of skilled movements. *Neuroreport* 22 : 217-222, 2011
22) Burianová H, et al: Adaptive Motor Imagery: A Multimodal Study of Immobilization-Induced Brain Plasticity. *Cereb Cortex* **26** : 1072-1080, 2016
23) Shiner CT, et al: Cortical beta oscillations and motor thresholds differ across the spectrum of post-stroke motor impairment, a preliminary MEG and TMS study. *Brain Res* **1629** : 26-37, 2015

用語解説

足場（スキャフォールド）
　　細胞挙動（接着，増殖，分化など）を制御するための細胞の周辺環境で主に培養基質（基材）．

アクチビン
　　TGFβファミリーに属するタンパク質であり，1989年に浅島らにより胚の発生過程おいて重要な役割を担うことが見いだされた．また，ヒトES細胞の未分化性を維持する活性も知られている．

アクチュエータ
　　モータやエンジンなどの力や運動を発生する機械要素のこと．

アジリティ訓練
　　敏捷性．原則から方向転換を伴う加速をバランスをとりながら行う訓練方法．

意図実現型ロボット
　　従来の多くのロボットの基本的な操作メカズムはassisted-as-needed control，つまり目標の運動を患者が行い不足分をロボットが加勢する（自他動運動）である．麻痺肢の目標の運動実現を容易にする意図実現型ロボット（促通機能付きロボット）が機能向上を促進する訓練用ロボットとしては好ましい．
　　福祉用，医療用と分類されることが多いが，永続的に長下肢装具や自助具と同じくADLに用いる自助具ロボットと機能向上のため一時的に用いる訓練用ロボットに分類することがロボットの役割を明確にする．

インターベンション
　　インターベンションとは，カテーテル（直径2～3 mm程度のチューブ）を経皮的に血管に挿入して行う治療法．全身麻酔下での外科治療よりも患者への負担が小さい．心血管疾患では，狭心症，心筋梗塞，不整脈治療に応用されている．

インタラクティブ・バイオフィードバック
　　中枢系と末梢系の間にHALなどのサイバニックシステム（人に対する情報的インタラクションと物理的インタラクションをひとかたまりにして扱うことのできる新領域「サイバニクス」を駆使した人・ロボット・情報系の融合複合システム）が介在することによって構成される人体内外を通じた双方向の生体情報のフィードバックのこと．脳・神経・筋系の機能改善・機能再生を促進するサイバニクス治療という新たな治療制御技術のために提唱された．

インテグリン
　　細胞表面の原形質膜にあるタンパク質からなる細胞接着分子で，細胞外マトリックスのレセプターとして細胞−細胞外マトリックスの細胞接着（細胞基質接着）を担う．タンパク質分子としては，α鎖とβ鎖の2つのサブユニットからなるヘテロダイマーであり，多様な組み合わせが存在する．

エクソソーム
　　初期エンドソーム（early endosome）が融合してできた多胞体の膜が内腔に出芽した空胞で細胞外へ放出されるもの．直径30～100 nm程度の小胞．生体において，エクソソームは血液・唾液・尿・乳汁などの体液中に安定して見いだされる．

エラスチン
　　弾性線維の主要な構成成分．脊椎動物の結合組織に広く分布する不溶性タンパク質．

キメラ形成能
　　キメラは，ギリシア神話に登場する怪物「キマイラ」に由来する．キマイラがライオンの頭，ヤギの胴体，毒蛇の尾をもつのと同様に，生物学におけるキメラは1つの個体内に複数の遺伝情報をもつ細胞の混在を意味する．キメラ形成能をもつES細胞を胚盤胞に注入すると，ES細胞と元々の細胞が混ざり合った個体（キメラ）が生まれる．

用語解説

経頭蓋磁気刺激（transcranial magnetic stimulation：TMS）
　磁気を使用し，主に大脳皮質局所を非侵襲的・無痛性に刺激し，局所の神経活動を変化させる装置．TMS の原理は farady の法則に則っており，磁力が頭蓋骨を貫通し，大脳皮質に到達する．TMS を連続した刺激として用いたものを rTMS（repetitive transcranial magnetic stimulation）という．

経頭蓋直流電気刺激（transcranial direct current stimulation：tDCS）
　表面電極を頭皮上に置き，直流電流を通電する方法．陽極電極は大脳皮質の興奮性を増加させ，陰極刺激は大脳皮質の興奮性を低下させる．神経細胞の静止膜電位を変化させることにより生理学効果をもたらすと考えられている．脳血管障害，パーキンソン病，慢性疼痛などへの効果が期待される．

コネクトーム
　神経接続の全体ネットワークのこと．神経接続の地図とも呼ばれる．

細胞外マトリックス
　生物において，細胞の外に存在する超分子構造体で，細胞外の空間を充填する物質であると同時に骨格的役割，細胞接着における足場の役割，細胞増殖因子などの保持・提供する役割などを担う．

漸増運動負荷
　運動負荷には，固定負荷と漸増運動負荷が存在する．漸増運動負荷は，数秒から 1 分以内で負荷強度を少しずつ増やすことにより，ほぼ直線的に負荷強度を増加させる方法である．Ramp 負荷ともいわれる．

セルソーター
　特定の細胞を蛍光抗体などで標識しておき，流体の流れを利用して一列に整列させ，レーザー光を照射して個々の細胞の大きさや蛍光強度などを定量し，それらに基づいて細胞を分類して目的の細胞集団を分取する方法．

促通反復療法（repetitive facilitative exercise）
　麻痺肢の機能回復のため，患者が意図した運動（個々の指の屈伸から歩行や ADL に含まれる運動まで）を開始する直前に，治療者が伸張反射などを用いた促通手技によって，その神経路の興奮水準を高めて，意図した運動の実現と反復を容易にして，神経路の再建／強化を行うもの．

等尺性（isometric）
　筋の両端が固定され，筋の長さが変わらず，関節運動を伴わない．

等速性（isokinetic）
　筋の収縮速度が一定となる筋収縮．

等張性（isotonic）
　筋に一定の張力をかけることにより，筋の長さが短縮（または伸長）する．

ノックアウトマウス
　遺伝子の機能を調べる方法の 1 つとして，その遺伝子を無効化（ノックアウト）することが有効である．標的遺伝子がノックアウトされた ES 細胞を用いてキメラマウスを作製し，キメラマウスと野生型マウスを交配させることで標的遺伝子のヘテロ欠損マウスが得られる．ヘテロ欠損マウス同士を交配させることで標的遺伝子が完全にノックアウトされたマウス（ノックアウトマウス）が得られる．近年は，特定条件において遺伝子がノックアウトされるようなコンディショナルノックアウトマウスも作製されている．

パラクライン効果
　自己以外の細胞が分泌した因子の影響を受けること．効果．

表面抗原
　細胞表面タンパク質で，その細胞に特異な抗原性を示すもの．

用語解説

フィーダー細胞
　フィーダー細胞は，研究目的の細胞を適切に維持するための有用な因子を提供する補助的な細胞である．フィーダー細胞自体は，あらかじめ放射線照射や薬剤処理によって増殖できない状態にされている．

フィブロネクチン
　巨大な糖タンパク質からなる細胞接着分子で，特に細胞性フィブロネクチンは，細胞で合成され細胞外に分泌され，細胞表面や組織（結合組織など）に細胞外マトリックスとして沈着し，細胞の接着，増殖などを促進する．

フューゲル・メイヤー評価法（Fugl-Meyer assessment：FMA）
　脳血管障害患者の総合的機能評価法．運動機能やバランス，感覚，関節可動域，疼痛を定量的に評価する．このうち運動機能評価は上肢 66 点，下肢 34 点の計 100 点満点で基本概念は BRS から発展し細分評価されたものある．

ホーミング
　帰巣性．投与した細胞などが目的部位・組織へ遊走していくこと．

マスターセルバンク，ワーキングセルバンク
　細胞製剤の製造では，品質を一定に保つために，均一な組成の細胞を分注・保存して使用する．細胞の保存は一般的には 2 段階に分けて行われ，1 段階目の保存品をマスターセルバンク，マスターセルバンクから作製された保存品をワーキングセルバンクと呼ぶ．

ラミニン
　細胞の接着に関わる細胞外マトリックス（タンパク質）の総称．他にフィブロネクチンやコラーゲンがある．ラミニンには多くのタイプが存在し，それぞれに接着できる細胞側の接着因子（インテグリンなど）の種類が決まっている．ヒト ES 細胞や iPS 細胞の場合は，ラミニン 511 とインテグリン $α6β1$ の組み合わせであることがわかっている．

リバースモデリング
　左室駆出率の改善，左室容積の縮小が得られること

リモデリング
　生体において，骨は吸収と形成により常に新しい骨へと置き換わること．

レジスタンストレーニング
　骨格筋の出力・持久力の維持向上や筋肥大を目的とした運動で，目的の骨格筋へ抵抗（レジスタンス）を与え，筋力，筋パワー，筋持久力といった骨格筋機能の向上に主眼をおくトレーニング手段の総称．

和温療法
　心臓の負担を減らし，血管新生を促すため，室内を均等の 60℃ に設定した遠赤外線乾式サウナ治療室で全身を 15 分間温め，サウナ出浴後さらに 30 分間の安静保温を追加し，最後に発汗に見合う水分を補給する治療法．全身を温める治療法で，極めて安全で副作用がない．

BMI（brain machine interface）
　リハビリテーションで用いるものは，脳の活動を電気的変化（脳波，脳磁図）や脳血流変化（NIRS，f-MRI）を手がかりにして，外部の機械（訓練用機器，ロボットなど）の操作を行うものである．臨床応用されているものは脳波を用いるものが多い．

bridge to recovery
　重症心不全患者で VAD（補助人工心臓）を装着することにより，リバースモデリングが生じ，自己の心機能が回復する例があること．

BRS (Brunnstrom recovery stage)
中枢性運動麻痺の回復段階の評価法．筋出力などの量的回復だけではなく，痙縮や共同運動（特定の筋群に同時に収縮が起こること），分離運動の出現といった質的な変化に着目し，上肢，手指，下肢それぞれを6段階で評価する．

CIMT (constraint induced movement therapy)
脳血管障害片麻痺患者に対し，1日6時間の麻痺手の訓練を2週間行う．同時に非麻痺手をミットなどで起床時間の90％以上拘束し，麻痺手の使用を強く奨励するもの．

connexin 43
脊椎動物にみられる一群の膜貫通タンパク質．主に心室心筋にみられ，心室心筋細胞間の電気伝導に支配的な役割を担う

CRIPSER-Cas9システム
DNAの2本鎖を切断してゲノム配列の任意の場所を編集し，特定の配列を削除したり置換することができる遺伝子改変技術．

first in human
創薬において，実験動物などを用いて薬物の有効性や安全性などが検討されたのち，その結果を受けて，初めてヒトに対して被疑薬が投与され，その薬物動態や副作用が検証される試験．

HANDS療法 (hybrid assistive neuromuscular dynamic stimulation)
脳血管障害片麻痺患者の上肢機能を改善させる目的に開発された治療法であり，随意運動介助型電気刺激装置と上肢装具を1日8時間装着し，3週間行う治療．運動の主体は患者自身が行うactiveな運動で，その運動を正しい方向へ誘導するもの．

HF action試験
慢性心不全患者に対する運動療法の有用性に関する無作為化・多施設共同試験である．一次エンドポイント（全死亡＋全入院）には有意差は認められなかったが，予後予測因子の調整後には，有意差をもって有効性が示された．

HLA，HLA3座
ヒトの主要組織適合遺伝子複合体であり，代表的なものとしてクラスⅠ抗原（A，B，C），クラスⅡ抗原（DR，DQ，DP）があり，臓器移植の際にはA，B，DRのHLA3座を適合させると拒絶反応が起こりにくいとされる．

in vitro
in vitro（インビトロ）は「ガラス内で」を意味するラテン語に由来し，培養細胞など生体外で実施される実験に対して用いられる．

in vivo
in vivo（インビボ）は「生体内で」を意味するラテン語に由来し，動物実験などに対して用いられる．

Society 5.0
「狩猟社会」「農耕社会」「工業社会」(Society 1.0，2.0，3.0)，現在の「情報社会」(Society 4.0) に続く5番目の社会のコンセプトである「超スマート社会」〔AI（人工知能）やIoT（モノのインターネット）などが本格的に社会実装される未来社会〕のこと．第5期科学技術基本計画でわが国が世界に先駆けて実現を目指すことが盛り込まれた．

TUG (timed up and go test)
起立動作，歩行における動的バランスの評価法．椅子に腰かけた状態から立ち上がり，3m先に設置した目印で方向転換した後，もとの椅子に戻って座位をとるまでの時間を計測する．立ち上がり，

用語解説

歩行，方向転換，着座などの複合動作である．

trophic 効果
栄養効果．MSC は多種多様の栄養因子やサイトカインを分泌し，組織保護作用をもたらすと考えられている．

10 m 快適歩行速度（または，10 m 歩行テスト）
歩行速度評価法の1つ．10 m の歩行路を通常の速さで歩いたときの所要時間を測定する．10 m に必要な歩数，歩幅に加え，使用した装具や補装具などの条件等も記録する．同条件でなるべく速く歩くように指示した場合，10 m 最大歩行速度と呼ぶ．

6 分間歩行距離
全身持久力の評価法の1つ．6 分間で歩行可能な距離を測定する．最大酸素摂取量との高い相関から呼吸／循環器領域で用いられるが，脳血管障害患者においても歩行能力の評価として頻用される．

INDEX

和文

あ
足場　31
アジリティ訓練　145
アライメント　144

い
医師主導治験　42
異常歩行　120
意図実現型　106
医薬品医療機器総合機構　43
医療用HAL　112
インテグリン　36

う
運動関連脳磁界　166
運動器疾患　167
運動処方　152
運動浴　104
運動療法　150

え
栄養療法　150
エクソソーム　83
エピブラスト幹細胞　9

お
温度応答性培養皿　88

か
介護用ロボット　106
外傷性脊髄損傷　51
外胚葉　8, 14
拡散テンソル画像　162
拡散テンソルトラクトグラフィ　162
拡張型心筋症　89
賢い課題指向　129
賢い機能指向　129
荷重　144
家族性パーキンソン病　60

課題志向型訓練　135
片麻痺　120
片麻痺下肢　136
片麻痺上肢　131
割球由来ES細胞　15
株化細胞　35
過負荷の原則　152
カラードップラー法　168
加齢黄斑変性　70
幹細胞　2
関節可動域　143
関節軟骨　77, 143
間葉系幹細胞　5

き
機能再生医療　108, 109
機能的MRI　161
機能的訓練　145
機能的電気刺激法　105, 135, 136
キメラ動物　12
急性期脳梗塞　133
強化作業療法　105
虚血再灌流障害　54, 56
筋芽細胞シート　88
筋骨格系障害　151
近赤外分光法　162
筋電気刺激法　157
筋紡錘　111

く
訓練用ロボット　106, 135

け
経頭蓋磁気刺激　105, 164
経頭蓋直流電流刺激　105
嫌気性代謝閾値　157
懸濁液移植　73

こ
後遺障害　42
後十字靱帯　98
拘束運動療法　105, 129, 135

呼気ガス分析　152
骨髄刺激法　78
コネクトーム　112, 115
孤発性パーキンソン病　60

さ
再生医療等製品　42
最大エントロピー法　156
最大酸素摂取量　152
サイトカイン　87
サイバニクス　108
サイバニクス治療　110
細胞外マトリックス　36, 77, 94, 141
細胞シート工学　31
細胞製造　32
細胞製造性　34
細胞培養加工施設　32, 43, 66, 87
先駆け審査指定制度　42
左室形成術　88
左室収縮能　90
三次元動作解析装置　48

し
シート移植　73
自家移植　64
視覚認知機能　146
自家骨髄間葉系幹細胞　43
自家骨軟骨柱移植　78
自家培養軟骨細胞移植術　78
磁気共鳴画像　161
自己組織化　72
自己培養骨髄間葉系幹細胞　42
視細胞　68, 68
事象関連脱同期／同期　166
持続的電気刺激　130
周波数解析　156
腫瘍形成　154
主要組織適合遺伝子複合体　155

索引

衝撃吸収能　146
食作用　69
初代培養細胞　34
心筋幹細胞　89
心筋再生治療法　86
心筋細胞シート　88
神経回路の再構築　48
神経機能障害　42
神経筋難病疾患　113
神経系　128
人工関節置換術　77
人工多能性幹細胞　2, 4
心磁図　168
心臓移植　86, 154
心臓超音波検査　168
心臓リハビリテーション　150
靱帯　94
靱帯再建術　99
靱帯損傷　98
靱帯縫合修復術　98
伸張反射　122
振動刺激痙縮抑制法　105, 129
心拍の「ゆらぎ」　156
心拍変動パワースペクトル解析　156

す
スキャフォールド　31, 88
スキャフォールドフリー滑膜間葉系幹細胞由来三次元人工組織　80
スターエクスカーションバランステスト　148

せ
生活の質　44
制御　144
生体材料移行　73
生体電位信号　109
脊髄損傷　51, 114
セルソーティング　63
前十字靱帯　98

そ
造血幹細胞　5
足関節補助　122
促通反復療法　105, 129, 131, 136

た
体細胞核移植　15
体細胞初期化　20
胎児細胞移植　61
代償歩行　125
他家移植　64
多能性幹細胞　62, 81
単為発生 ES 細胞　16

ち
遅発性対麻痺　51
中枢神経疾患　160
中胚葉　8, 14
長期効果　126

て
デコンディショニング　151

と
動作解析　148
動的バランス　146
ドパミン神経　60
ドパミン神経細胞　60
ドパミン神経前駆細胞　62
トレッドミル歩行訓練　138

な
内胚葉　8, 14
内部細胞塊　7

に
二重動作課題　147
日常生活動作　43

の
脳機能計測機器　160
脳梗塞　42, 116

脳磁図　163
脳深部刺激療法　60
脳卒中治療ガイドライン　128

は
パーキンソン病　60
ハーフシッティング　144
バイオフィードバック　111
胚性幹細胞　2, 4, 7, 82
廃用症候群　104
パラクライン効果　27, 31
半月板　94, 143
半月板切除術　96
半月板損傷　96
半月板縫合術　96
ハンチントン病　66

ひ
非外傷性脊髄損傷　51
非侵襲的脳機能評価手法　161
ヒト白血球抗原　74
ヒト白血球複合体　64
ヒューマノイド　121

ふ
フィーダー細胞　10, 22
フィーダーフリー法　23
フィーダー法　22
負荷　142
分化全能性　7
分化多能性　2, 7
分化単能性　2
分化万能性　2

へ
変形性膝関節症　77

ほ
歩行訓練　120, 138
歩行障害　137
歩行用ロボット　138
補助人工心臓　86

ま
末期重症心不全　154
マテリアルトランスファー　73
麻痺側下肢　124

も
網膜　68
網膜細胞移植　72
網膜色素上皮　68
網膜色素変性症　70

や
薬機法　42

ゆ
融合複合治療　116
有酸素運動　151

り
リバースリモデリング　90
リハビリテーション　140
リハビリテーション医療　104
リプログラミング　20, 82
リモデリング　96, 141

れ
レジスタンストレーニング　145, 151, 152, 157
レチナール　68
レビー小体　61
連続的他動運動器械　143

わ
和温療法　104

欧文

A
ACI　78
ADL　43
ASIA 分類　51

B
biomaterial transfer　73
BMI　105, 135
BOLD 効果　162
Borg 指数　152
BOTOX 薬　114
Brunnstrom recovery test　47

C
c-Myc　4, 21, 82
CIMT　105, 129, 135
CPC　32, 43, 66, 87
CPM　143
CRISPR-Cas システム　64

D
DAViS　129, 133
deep brain stimulation　60
DTI　162
DTT　162
dual task　147

E
ECM　36, 77
EpiS 細胞　10
ES 細胞　2, 7, 7, 15, 72

G
GMP　65

H
HAL　108
half sitting　144
HANDS　105, 135
HLA　64
HLA 型　74

I
iPS 細胞　2, 19, 72, 82, 134

K
Klf4　4, 21, 82

L
L-ドパ　60

M
MEG　163
MHC　155
motion capture　148, 167
MRI　161
mRS　43
MSC　5, 26, 53, 79
multipotency　2
Muse 細胞　27

N
NIHSS　44
NIRS　162
NT-ESC　15

O
Oct3/4　4, 21, 82

P
PG-ESC　16
phagocytosis　69
pluripotency　2, 7
PMDA　43
POC　142

Q
QOL　44

R
RE-Gait　120
RPE　68
RR 間隔　156

S
sensory gating　166
Single-leg drop jump landing（SDL）　146
Sox2　4, 21, 82

索　引

T
TEC　　*80*
TMS　　*164*
totipotency　　*7*

U
unipotency　　*2*

再生医療とリハビリテーション

発　行	2018年3月26日　第1版第1刷 ©
編　集	再生医療とリハビリテーション研究会
発行者	青山　智
発行所	株式会社 三輪書店
	〒113-0033　東京都文京区本郷6-17-9　本郷綱ビル
	☎ 03-3816-7796　FAX 03-3816-7756
	http://www.miwapubl.com
装　画	内口司郎
装　丁	bookwall
印刷所	シナノ印刷 株式会社

本書の無断複写・複製・転載は，著作権・出版権の侵害となることがありますのでご注意ください．

ISBN 978-4-89590-628-9　C3047

JCOPY　〈(社)出版者著作権管理機構　委託出版物〉

本書の無断複製は著作権法上での例外を除き禁じられています．複製される場合は，そのつど事前に，(社)出版者著作権管理機構（電話 03-3513-6969，FAX 03-3513-6979，e-mail: info@jcopy.or.jp）の許諾を得てください．